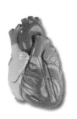

심장병
제대로 알면
건강이
보인다

이종구 지음

중앙생활사

이 책을 내면서

누구나 갈망하는 무병장수를 위해서는 한국인의 3대 사망 원인인 심장병, 중풍, 암을 예방해야 하며, 이런 병에 걸렸다면 잘 관리하고 치료를 받아야 합니다. 우리나라가 본격적으로 고령화 시대에 진입하면서 심장병 환자는 점점 더 늘어나고 심장병으로 인한 사망률도 증가하고 있습니다. 심장병과 중풍은 생활습관을 개선하고 건강을 잘 관리하면 예방이 가능한 병입니다. 그러나 전문가들은 저마다 서로 다른 이야기를 하고 있으며 대다수의 사람들은 잘못된 건강상식을 가지고 있습니다.

거의 모든 사람들이 텔레비전과 신문, 잡지를 통해 매일같이 많은 의학정보를 접하고 있습니다. 그런데 문제는 근거 없는 의학정보가 너무나 많이 전달되고 있다는 것입니다. 전문가를 자처하는 많은 사람들이 좋은 음식과 건강식품만 잘 먹으면 모든 질병을 예방하고 치료할 수 있는 것처럼 홍보하고 선전하고 있습니다. 이런 사람 중에는 영리를 목적으로 제품을 선전하는 사람도 많이 있을 것입니다.

우리나라 신문과 잡지들은 선진국에서는 볼 수 없는 과대광고를 너무도 많이 합니다. 건강식품을 광고하는 사람은 자사 제품만 잘 먹으면 누구나 다 100세까지 살 수 있는 것처럼 말합니다. 그러나 많은 사람들이 정체도 모르는 고가의 건강식품을 먹으면서 오히려 건강을 해치고 있습니다. 많은 사람들이 인터넷으로 의학정보를 접하고 있습니다. 인터넷에 올라오는 수많은 의학정보는 올바른 정보보다는 잘못된 것들이 더 많습니다.

한의사들은 혈압약이나 당뇨약은 해롭다고 말하면서 대신 한약과 건강식품을 먹으라고 합니다. 한의사들은 많은 돈을 들여서 자신의 비방(秘方)이 아무도 못 고치는 병을 고친다고 광고합니다. 만일 이것이 사실이라면 이 비방을 혼자서만 쓸 것이 아니라 공개해서 검증을 받고 많은 사람들이 혜택을 받도록 해야 합니다. 비방을 공개하지 않는 것은 약효에 대한 자신이 없거나 나 혼자만 많은 수익을 챙기겠다는 의미겠지요? 그 결과 많은 사람들이 양방과 한방을 오고가면서 시간을 낭비하고 이중으로 의료비를 지출하고 있습니다.

요즘 텔레비전을 보면 건강을 지키기 위해 비타민과 항산화 물질을 꼭 먹어야 한다고 생각하게 됩니다. 특히 많은 사람들이 엄청난 양의 비타민C를 먹고 있습니다. 미국의 보건부는 비타민C를 하루에 90mg 섭취하면 된다고 말합니다. 한국인이 많이 마시는 '비타 500'에는 비타민C가 500mg 포함되어 있습니다.

어떤 전문가는 하루에 비타민C를 1,000mg 이상 먹으면 암과 심장병이 예방될 뿐만 아니라 병을 고칠 수 있다고 말합니다. 그러나 지금까지 발표된 모든 연구에 의하면 비타민과 항산화제가 심장병과 중풍 그리고 암을 예방하지 못한다고 합니다. 많은 여성들이 골다공증을 예방하기 위해 칼슘 보충제를 먹고 있습니다. 그러나 여러 연구결과에 의하면 칼슘 보충제는 신장병을 증가시킬 수 있으며 골절을 예방하는 효과 역시 확실하지 않습니다.

우리가 건강진단을 받으면 살이 찌지 않은 노인이라도 거의 모두가 살을 빼야 한다고 말합니다. 이것은 20대의 비만 기준을 70대에도 똑같이 적용하기 때문입니다. 현재 저자의 체중이 77kg인데 건강진단을 받으면 10kg을 빼라고 말합니다. 이것은 불가능할 뿐만 아니라 건강에도 해로울 것입니다. 많은 의사들이 텔레비전에 나와서 체중을 줄이라고 합니다. 그러나 체중과 수명에 대한 모든 연구는 살찐 노인이 장수하고 야윈 노인이 빨리 죽는다고 보고합니다. 비만이 좋을 수는 없지만 비만이 아닌 사람을 비만이라고 규정하는 것은 문제입니다.

많은 의사들이 고기는 몸에 안 좋다고 먹지 말라고 합니다. 그러나 우리나라의 고기 소비량은 미국의 약 3분의 1에 달합니다. 특히 한국 노인들은 더 이상 고기 소비를 줄일 필요가 없습니다.

반면 어떤 전문가들은 고기를 많이 먹어야 한다고 말합니다. 최근 어느 방송에서 〈고기를 먹어라〉라는 프로그램을 하면서 '중풍을 예방하려면 돼지고기를 먹어라', '우울하면 돼지고기를 먹어라', '살을 빼려면 돼지고기를 먹어라'라고 역설하는 것을 보았습니다. 돼지고기가 나쁘지는 않지만 이런 주장은 전혀 근거가 없으며 국민의 건강을 해칠 수 있습니다. 한국 인은 아직까지는 고기를 많이 먹지 않지만 1970년부터 2002년까지를 비교하면 소비량이 거의 10배 가까이 증가했습니다. 특히 우리 젊은이들은 이미 고기를 너무 많이 먹고 있습니다. 우리 국민들은 누구의 말을 들어야 할지 당혹해하고 있습니다.

의사들뿐만 아니라 영양 전문가까지 모두 음식을 싱겁게 먹고 지방을 먹지 말라고 합니다. 그러나 최근의 과학적 연구들은 음식을 너무 싱겁게 먹는 사람이 심장병에 잘 걸리고 빨리 죽는다고 합니다. 그리고 우리보다 동물성 지방을 많이 먹는 미국에서도 저지방 식사는 유방암, 대장암, 전립선암을 예방하지 못한다고 보고합니다.

의사들은 무조건 술은 건강에 나쁘다고 먹지 말라고 합니다. 그러나 많은 연구에서 술을 하루에 한두 잔 정도 마시면 심장병뿐만 아니라 중풍과 당뇨병 그리고 치매를 예방하는 효과가 있다고 보고합니다. 그래서 저자는 하루에 술 한두 잔은 약이라고 생각하고 마시고 있습니다.

독자들 중에는 이미 심장병을 가지고 있는 사람도 있을 것입니다. 저자는 한국과 외국에서 오랫동안 심장 전문의로서 환자들을 보면서 심장병 환자들이 무엇을 알고 싶어 하는지 잘 알고 있습니다. 환자가 대학병원의 유명한 의사를 찾아가도 의사는 환자와 대화할 시간조차 없습니다. 환자는 미안한 마음에 생각했던 질문도 제대로 하지 못합니다. 돈이 많이 드는 특수 검사를 받을 때도 왜 이런 검사를 받아야 하는지 충분히 설명을 듣지 못합니다. 위험한 시술이나 수술을 할 때도 설명은 별로 없습니다. 응급실에서 환자는 "안 하면 죽어요"라는 말을 듣고 공포심에 빠져서 병원에서 하라는 대로 하고 맙니다.

저자는 이런 이유로 모든 사람들에게 올바른 의학정보를 전달하고 궁금증을 풀어주기 위해 이 책을 준비했습니다. 이 책의 내용은 저자의 믿음이나 주장이 아닙니다. 전 세계의 학술지를 찾아보고 가장 신빙성 있는 내용을 이 책에 담았습니다. 이 책이 독자들이 심장병을 예방하고 극복하는 데 많은 도움이 되리라고 믿습니다. 《심장병 제대로 알면 건강이 보인다》는 단순한 구호가 아니라 실현 가능한 진실입니다. 독자들이 이 책을 읽고 얻은 지식으로 무병장수하시기를 진심으로 기원합니다.

이종구 박사

contents

부록

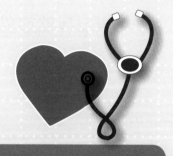

제 **1**부 관상동맥질환

1장
관상동맥질환 또는 허혈성 심장병

평소 건강하던 사람이 길을 걷거나 운동을 하다가 또는 잠을 자다가 급사했다는 이야기를 누구나 한 번쯤은 들어보았을 것이다. 의학적으로 아무런 예고가 없었거나 증상이 나타난 지 1시간 이내에 사망했을 때 이를 '돌연사(突然死)' 또는 '급사(急死)'라고 한다. 돌연사는 대부분 관상동맥질환에 의해서 발생한다. 통계적으로 보면 10명 중에서 8명은 심근경색증 같은 관상동맥질환으로 사망하고, 1명은 심장판막증이나 심근증 등의 심장병으로 사망하며, 나머지 1명은 과로사나 원인불명으로 사망한다.

우리의 심장은 매일 약 10만 번 이상 뛰어야만 건강을 유지할 수 있다. 이렇게 심장이 끊임없이 운동을 하기 위해서는 혈액순환을 통해 지속적으로 산소와 영양분을 공급받아야 한다. 혈액순환은 심장 표면에 있는 왕관 모양의 관상동맥을 통해 이루어진다. 다음 그림에서 보는 것처럼 관상동맥에는 좌측과 우측 동맥이 있는데 좌측은 전하행지와 좌회전지로 갈라지고 또다시 작은 가지로 갈라진다.

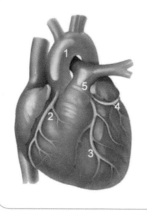

심장과 관상동맥

1. 대동맥
   좌심실에서 나오는 혈액은 대동맥을 통해서
   전신으로 전달된다. 대동맥으로부터 좌측과
   우측 관상동맥이 나오며 이 두 관상동맥이
   심장에 혈액을 공급한다.
2. 우측 관상동맥
3. 좌측 전하행지
4. 좌측 회선지
5. 좌측 주관지

심장이 필요로 하는 혈액의 양은 일정하지 않다. 다시 말해 사람이 휴식을 취하고 있을 때는 심장근육이 해야 할 일이 많지 않으므로 소량의 혈류 공급만으로도 충분하지만, 흥분하거나 격렬한 운동을 할 때는 휴식 시보다 몇 배 더 많은 혈류 공급을 필요로 한다. 이렇듯 다양한 조건에서 혈액 공급량을 조절하기 위해서는 관상동맥의 크기가 적절하게 변화할 수 있어야 한다.

그런데 관상동맥이 동맥경화증으로 인해 좁아지면 필요할 때 충분한 혈액을 공급할 수 없게 된다. 그 결과 심장근육은 허혈(虛血) 상태에 빠지게 되고 결국 협심증이 발생한다. 그리고 관상동맥이 혈전으로 인해 완전히 막히면 심장근육의 일부가 손상을 입어 심근경색증이 발생하거나 치명적인 부정맥(심실세동)이 발생하여 급사할 수도 있다.

이렇듯 관상동맥 이상으로 인해 발생하는 질환을 포괄적으로 '관상(冠狀)동맥질환' 또는 '허혈성(虛血性) 심장병'이라 부른다. 관상동맥이 좁아지거나 막히면 심장근육에 혈액 공급이 부족해진다. 이런 질환을 허혈성 심장병이라고 한다.

1. 관상동맥질환 사망률 증가

흔히 "의학 통계는 마치 비키니와 같다. 눈앞에 보이는 것도 흥미롭지만 눈에 보이지 않는 것은 더 신비스럽다"고 한다. 먼저 관상동맥질환의 사망률에 대한 통계수치를 잠깐 살펴보기로 하겠다.

선진국에서는 관상동맥질환이 사망요인 1위를 차지하고 암이 그 뒤를 잇는다. 1998년 미국에서 관상동맥질환으로 인한 사망자는 459,841명으로 보고되었다. 5명 중 1명이 이 병으로 사망했고, 그중 절반에 해당하는 22만 명은 병원 밖에서 사망했다.

세계적으로 관상동맥질환 사망률이 가장 높은 나라는 헝가리(10만 명당) 331명, 체코 310명 등 사회주의 국가들이며, 그 다음으로 높은 나라는 스웨덴(310명)과 덴마크(258명)이다. 또한 독일은 221명, 미국은 193명으로 보고된 반면 일본은 63명, 한국은 21명으로 서양에 비해 매우 낮은 사망률을 보이고 있다.

그런데 가장 주목할 만한 사실은 지난 10년간 한국의 관상동맥질환이 78%나 증가했다는 것이다. 특히 남성의 경우 100% 가까이 증가했다. 반면 미국과 캐나다 등 선진국에서는 이 질환의 사망률이 지난 30년 동안 30% 이상 감소했다. 미국이 사망률을 이렇게까지 감소시킬 수 있었던 배경으로는 미국인의 흡연율 감소, 식생활 개선과 그에 따른 혈중 콜레스테롤의 감소, 규칙적인 운동과 의료전달 체제의 발전 등을 들 수 있을 것이다. 그렇다면 최근 한국에서 관상동맥질환 사망률이 증가하는 이유는 무엇일까?

첫째, 한국인의 높은 흡연율을 들 수 있다. 한국인의 흡연율이 세계적으로 높다는 것은 이미 잘 알려진 사실이다.

둘째, 한국인의 동물성 지방질 섭취 증가와 그에 따른 혈중 콜레스테롤의 증가이다. 아울러 평균수명이 늘어나면서 우리 사회도 고령화되고 있다.

셋째, 당뇨병이 급격히 증가하고 있다. 통계청 보고에 의하면 지난 10년 동안 당뇨병으로 인한 사망률이 무려 85% 증가했다. 당뇨병은 관상동맥질환과 뇌졸중의 가장 중요한 원인이 되므로 당뇨병 증가는 관상동맥질환과 직결된다고 할 수 있다.

2. 협심증은 어떤 병일까

협심증(狹心症)은 마치 가슴이 좁아지고 조이는 듯한 증상을 느껴서 이러한 병명이 붙었다. 1772년 영국의 허버든 박사는 최초로 협심증의 증상에 대해 자세히 보고했다. 그러나 당시 그는 이 질병이 관상동맥질환이라는 것을 알지 못했고 다만 흉부의 근육에서 발생하는 통증이라고만 생각했다.

협심증이란 관상동맥에 콜레스테롤과 같은 이물질이 쌓여서 혈관이 좁아짐에 따라 생기는 질병이다. 혈관이 좁아지면 혈액순환이 제대로 이루어지지 않게 되는데, 혈류량 부족으로 심장근육에 혈액 공급이 부족해져서 허혈 상태가 오고 환자가 흉통을 느끼게 되는 것이다.

협심증은 다음 세 가지로 분류된다.

- 안정성 또는 노작성(勞作性) 협심증
- 변이형(變異形) 또는 수축성 협심증
- 불안정성 협심증(급성 관상동맥증후군)

안정성 협심증

안정성 협심증은 대체로 산을 속보로 걸을 때나 계단을 오를 때 나타난다. 이때 앞가슴의 한가운데에 통증을 느끼는데 이 통증은 휴식을 취하면 1~2분 내에 사라지는 것이 보통이다. 이 통증을 느낀 환자들은 저마다 다양하게 증상을 표현하는데 '짓누르는 듯하다' '뻐근하다' '아리다' '가슴이 벌어지는 듯하다' '고춧가루를 뿌린 듯하다' 등의 표현을 많이 쓴다.

또한 이 통증은 진땀이 날 정도로 고통이 심하며 많은 환자들이 목, 턱, 등 또는 팔(안쪽)로 통증이 퍼지는 것을 경험한다. 가슴 통증은 날씨가 춥거나 배가 부를 때 또는 아침 시간에 주로 발생한다. 그리고 운동을 할 때도 잘 나타나는데 2~3분 쉬고 나면 그 뒤에는 더 심한 운동을 해도 통증을 느끼지 못하는 특징이 있다.

안정성 협심증의 증상

- 운동을 할 때 앞가슴의 중앙 부위가 아프다.
- 휴식을 취하면 2~3분 이내에 통증이 없어진다.
- 추운 날씨, 아침 시간, 과식, 정신적 불안증 등이 증상을 악화시킨다.
- 흉통은 흔히 호흡곤란을 동반하며, 때에 따라서는 통증 없이 호흡곤란만을 경험할 수도 있다.

협심증 환자의 관상동맥

협심증 증상이 있는 환자의 관상동맥은 동맥의 직경이 70% 이상 좁아진 곳을 보여준다. 이것이 50% 정도면 협심증은 오지 않는다.

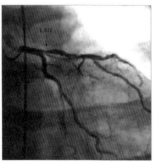

좌측 전하행지(LAD)가 심하게 좁아져 있다.

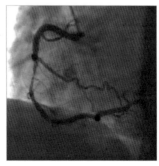

우측 관상동맥이 심하게 좁아져 있다.

변이형

협심증

변이형(變異形) 또는 수축성 협심증은 백인에게는 매우 드물지만 한국인과 일본인에게는 흔한 질병이다. 변이형 협심증은 주로 아침 시간에 발생하며 이 시간에는 화장실에 가는 등 가벼운 운동만으로도 발생하지만, 낮 시간이나 저녁 시간에는 심한 운동을 해도 흉통이 발생하지 않는 특징이 있다.

일부 변이형 협심증 환자는 과음을 하면 그 다음 날 아침에 협심증이 나타난다. 술을 많이 마시면 동맥이 확장하며 얼굴이 빨개진다. 그러나 반대로 술이 깰 때가 되면 관상동맥이 수축하여 변이형 협심증이 생기는 것이다. 협심증 환자가 아닌 경우에도 과음을 하면 위나 식도에 염증이 생겨 가슴에 통증을 느낄 수 있다. 이런 경우에는 물이나 우유를 한 잔 마시면 가슴의 통증이 완화될 수 있으나 변이형 협심증은 그렇지 않다.

변이형 협심증 환자의 관상동맥

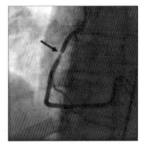

환자의 우측 관상동맥에 약물을 주사한 후 동맥이 수측(경련)을 일으켜 심하게 좁아졌다.

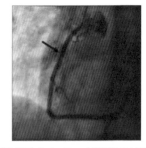

혈관 확장제 니트로그리세린을 주사한 후 관상동맥이 정상으로 돌아왔다.

협심증과 식도염을 구별하는 가장 좋은 방법 중 하나는 니트로글리세린을 혀 밑에서 녹이는 것이다. 이 약을 사용했을 때 가슴의 통증이 1분 이내에 확실히 완화되거나 없어진다면 협심증이라고 확신할 수 있다.

불안정성 협심증
(급성 관상동맥증후군)   불안정성 협심증은 안정성 협심증보다 더 심각한 병으로 '급성 관상동맥증후군'이라고도 한다. 이 병에 대한 자세한 설명은 다음 장에서 하겠다.

3. 협심증이 발생하는 이유

동맥경화증이란
무엇인가   동맥경화증은 동맥의 벽 속에 기름 덩어리 같은 죽종(粥種)이 생겨서 발생한다. 동맥경화증(硬化症)이란 동맥이 굳어졌다는 뜻으로 동맥의 벽에 죽종이 생기면 섬유질이 싸여서 굳어지고 내부가 좁아진다. 동맥의 죽종은 주로 50세 이상에서 문제가 되지만 그 시작은 20대 이전일 수도 있다. 한국전쟁 당시 전사한 미국병사들을 부검한 결과 20대의 젊은이 중 상당수에서 동맥경화증이 시작되는 것이 발견되었다.

동맥경화증이 발생하면 동맥의 벽이 두터워지면서 통로가 좁아지는데 이런 동맥은 신축성이 손실되어 필요시에 혈액순환을 증가시킬 수 없게

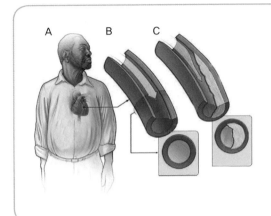

관상동맥의 죽종

A. 심장의 위치
B. 정상적 관상동맥
C. 동맥경화(죽종)로
   내부가 좁아진 동맥.
   이 죽종의 껍질(내피세
   포층)이 파열하면 혈전
   이 생겨 동맥이 막히고
   심근경색증이 온다.

된다. 동맥경화증이 심해져서 관상동맥의 지름이 70% 이상 감소하면 운동시 심장근육에 충분한 혈액과 산소를 공급할 수 없게 되어 협심증이 발생한다.

반면 변이형 협심증은 동백경화증과는 원인이 다르다. 변이형 협심증 환자의 관상동맥은 좁아져 있지 않지만 동맥이 경련을 일으켜 수축하면서 협심증이 발생한다. 그래서 변이형 협심증은 경련성 또는 수축성 협심증이라고 불리기도 한다. 주로 아침에 발생하는데 아직까지 명확한 원인은 규명되지 않았으나 이 시간에 교감신경이 활성화되기 때문으로 생각된다.

죽종을 현미경으로 들여다보면 콜레스테롤 같은 지방질과 섬유질로 구성되어 있으며 염증에 관여하는 세포들이 많은 것을 발견할 수 있다. 이 죽종이 오래되고 심해지면 칼슘이 싸여서 석회화되는데 칼로 자를 수 없

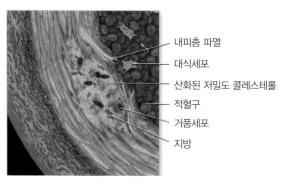

죽종의 내피세포 파열과 혈전의 발생

- 내피층 파열
- 대식세포
- 산화된 저밀도 콜레스테롤
- 적혈구
- 거품세포
- 지방

죽종은 안전한 상태에서는 궤양이나 파열이 잘 발생하지 않는다. 그러나 죽종이 작더라도 불안정해지면 궤양이나 파열이 되어 혈전이 생겨서 동맥이 막히고 심근경색증 같은 심각한 결과가 올 수 있다. 불안정한 죽종은 산화된 콜레스테롤과 염증세포를 많이 포함하고 있다. 오래되고 굳어진 죽종보다는 비교적 새로 생긴 작은 죽종에서 파열이 잘 생긴다.

을 정도로 굳어진다. 이 죽종이 정상적인 내피세포층로 덮여 있으면 별 문제가 없다. 그러나 내피세포층에 손상이 와서 죽종에 궤양이 생기면 피가 동맥의 벽과 직접 접촉하면서 혈전(血栓, 핏덩어리)을 만들어 지혈을 시킨다. 혈전이 관상동맥 내에 생기면 심근경색증이나 돌연사(突然死)가 오고, 뇌혈관에 발생하면 중풍 또는 뇌경색이 생긴다. 죽종이 서서히 커져서 동맥의 관이 많이 좁아지면 안정성 협심증이 발생한다.

동맥경화증의 원인

동맥경화증은 여러 가지 원인이 공동으로 작용해서 발생한다. 동맥경화증의 원인이 되는 위험인자들은 다음과 같다.

- 흡연
- 당뇨병
- 고혈압(140/90mmHg 이상)
- 고지혈증(악성 콜레스테롤과 중성지방의 증가)과 양성 콜레스테롤 부족
- 고령(남성은 55세 이상, 여성은 65세 이상)
- 지나친 스트레스와 과로
- 조기 관상동맥질환의 가족력(부모나 형제 중 남성은 50세 이하, 여성은 55
  세 이하에서 발생하는 관상동맥질환)
- 비만(복부비만)
- 운동 부족

협심증으로 오진되는

화병   협심증이나 다른 심장병이 있다고 믿고
병원을 찾았는데 아무 이상이 없고 화병 내지는 신경성 심장질환이라는
진단을 받을 수 있다. 우리는 불안 초조하고 신경이 예민할 때 교감신경
계가 자극을 받아 가슴이 두근거리며(심계항진) 호흡곤란과 가슴에 통증
을 느낄 수 있다. 이런 경우 환자뿐만 아니라 의사도 협심증을 의심하게
되어 여러 가지 검사를 하게 되는데 심장에 아무 이상이 나타나지 않으면
신경성 심장질환, 가짜 협심증 또는 신경성 협심증이라고 진단한다.

이런 현상은 특히 우리나라 중년 여성에게서 많이 볼 수 있는데 흔히 '화병(火病)'이라고 부른다. 가슴이 불처럼 뜨거워진다고 해서 화병이라는 이름이 붙었다. 오랫동안 시집살이에 시달리고 남편으로부터 천대를 받으면서 살다가 중·노년이 되면서 여러 가지 심장병과 유사한 증상들이 나타나는 것이다. 이런 환자들이 자주 호소하는 증상을 요약해보면 대체로 다음과 같다.

- 가슴이 두근거리며 속이 울렁거린다.
- 숨이 차고 가슴이 답답해져서 크게 숨을 쉰다(이때 가슴을 주먹으로 쳐주면 시원해진다).
- 얼굴이 달아오르거나 땀이 많이 난다(이것은 갱년기 현상일 수도 있다).
- 입이 바싹 마르고 기운이 없다.

4. 협심증의 진단

협심증 진단에는 무엇보다도 병력이 중요하다. 독일의 철학자 칸트는 "의사들은 단순히 병명을 줌으로써 환자들에게 좋은 일을 했다고 자부한다"라고 말했다. 칸트가 살았던 시절에는 의사들이 병에 이름을 붙이는 것 외에는 환자들을 위해 도움을 줄 수 있는 것이 크게 없었지만 지금은 상황이 많이 달라졌다.

많은 사람들이 가슴 어딘가가 아프고 불편하거나 숨이 차면 심장병이 아닐까 걱정한다. 하지만 심장에 이상이 없으면서 가슴에 통증을 호소하는 이른바 가짜 협심증일 수 있으므로 다음에 나열한 증상들을 참고하기 바란다.

- 운동할 때는 괜찮다가 주로 쉬고 있을 때 가슴이 아프다.
- 가슴의 통증이 수초 또는 몇 시간씩 지속된다.
- 가슴이 쑤시고 바늘로 찌르는 듯하다.
- 아픈 부위가 여기저기로 이동한다(협심증 증상은 고정된 부위에 나타난다).
- 가슴의 통증이 경미하다(협심증의 통증은 심하다).
- 가슴의 통증이 몸의 자세에 따라서 변동하여 발생하거나 사라진다.
- 늑골이나 가슴을 누르면 통증이 생기며, 아플 때 그곳을 눌러주면 시원해진다.

그런데 협심증은 증상이 몇 가지로 한정되지 않고 다양하게 나타나므로 의사들도 혼동할 수 있다. 그러므로 협심증일 가능성이 있다고 판단되면 정밀검사를 통해서 진단을 확인해야 한다. 협심증 진단을 위해 시행하는 검사는 심전도 검사, 가슴 방사선(X-선 검사), 운동부하 검사와 부하 심장초음파 검사, 관상동맥 컴퓨터 검사, 핵의학(동위원소) 부하 검사, 관상동맥 조영술 등이 있다.

협심증 진단을 위한
검사들

1) 심전도 검사

심장병이 의심되면 우선 심전도 검사를 하게 된다. 심전도는 심근경색증이 있거나 부정맥이 있을 때 찍으면 확실한 진단을 얻을 수 있다. 그러나 협심증 환자가 아무 증상이 없을 때 이 검사를 하면 거의 대부분 정상으로 나온다. 따라서 심전도가 정상이기 때문에 심장병이나 협심증이 없다고 판단하기는 어렵다. 가슴의 통증을 경험하면 속히 병원을 찾아 심전도를 찍어보는 것이 최선이다.

2) 운동부하 검사

이 검사는 환자가 운동기구(러닝머신)를 사용하여 운동을 하면서 혈압, 맥박, 심전도 등을 검사하는 방법이다. 운동량을 점차적으로 증가할수록 협심증 환자의 심장 박동수와 혈압이 증가하기 때문에 환자는 심장의 혈액순환이 부족해지면서 가슴 통증과 호흡곤란을 경험하고 심전도에도 허혈 현상이 나타날 수 있다. 운동을 하면 맥박과 혈압이 점차적으로 증가하는 것이 일반적이다. 그러나 협심증이 심한 사람은 운동량을 증가시켜도 혈압이 증가하지 않거나 오히려 떨어질 수 있다. 이런 현상은 협심증이 심각한 환자에게서 나타난다.

이 검사를 통해 알 수 있는 것은 다음과 같다.

첫째, 협심증 유무를 확인한다.

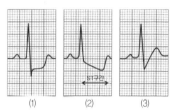

운동부하 검사와 심전도의 변화

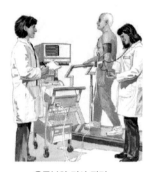

운동부하 검사 장면

(1) (2) (3)

운동부하 검사에서 나타나는 심전도 변화

(1) ST구간이 수평으로 저하
(2) ST구간의 하행 변화(협심증 환자에서 보
이는 심전도)
(3) ST구간의 상행 변화(정상인의 심전도)

둘째, 운동량이 제한되어 있고 맥박이나 혈압을 상승시킬 수 없는 환자 또는 심전도상에 심한 허혈 현상이 발생하는 환자의 경우에는 예후가 나쁘다는 것을 알 수 있다. 이런 환자는 관상동맥을 확장시키는 시술을 해야 한다.

셋째, 협심증이나 심부전증이 있는 환자에게 약물이나 수술요법으로 치료할 때 환자의 상태가 호전 또는 악화되고 있는지를 알 수 있다.

넷째, 부정맥이 있는 환자는 운동을 함으로써 부정맥이 발생하거나 악화될 수 있다.

3) 심장초음파 검사

심장초음파는 초음파를 이용해 심장의 기능, 크기, 심장근육의 두께,

심장판막의 이상 등을 정밀하게 검사하는 것이다. 이 검사는 몸에 전혀 해롭지 않고 환자에게 아무 고통도 주지 않기 때문에 필요한 경우에는 언제든 실시할 수 있다는 장점이 있다. 심장초음파 검사를 할 때는 우선 환자가 누운 상태에서 검사를 실시한다. 심장 기능에 이상이 없다고 확인되면 환자가 러닝머신이나 운동용 자전거를 이용해 운동을 한 후 즉시 심장초음파 검사를 한다.

보통 건강검진을 할 때는 휴식 상태에서 심장초음파 검사를 실시한다. 그런데 관상동맥이 좁아진 경우라도 휴식 상태에서 이 검사를 하면 아무런 이상도 나타나지 않는다. 하지만 환자가 운동을 하거나 약물을 투여한 후 이 검사를 시행하면 90% 이상 협심증을 진단할 수 있다. 다만 운동을 한 후 즉시 심장초음파 검사를 실시해야 심장의 허혈 현상이 나타난다. 운동부하 검사 결과 심전도와 심장 검사에서 이상이 나타나지 않는

심초음파 검사

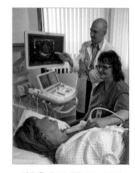

심초음파 검사를 하는 장면

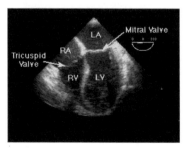

RA 우심방　　　LA 좌심방
RV 좌심실　　　LV 좌심실

다면 관상동맥질환은 없다고 볼 수 있다. 만일 이상이 있다고 해도 그 정도가 심하지 않기 때문에 환자는 좋은 예후를 기대할 수 있으며 더 이상 검사를 하지 않아도 된다.

정상인의 경우에는 운동 후에 심장이 더 강하게 뛰는 것을 발견할 수 있다. 반면 협심증 환자의 경우 혈액순환이 부족한 부위에 좌심실 기능 이상이 나타난다. 하지만 이런 현상은 1분 이내에 정상으로 돌아올 수 있으므로 운동을 중단한 후 즉시 심장초음파 검사를 시행해야 한다. 충분히 운동을 했는데도 증상이 없고 심전도와 심장초음파 검사에서 아무런 이상이 나타나지 않는다면 환자는 협심증이 없다고 진단할 수 있다.

심장초음파 검사는 주로 건강검진을 받을 때 또는 수술 전에 관상동맥을 진단하기 위해 실시한다. 그러나 환자가 휴식 상태에서 이 검사를 하면 협심증을 진단할 수 없다.

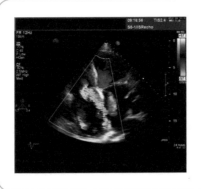

심장 도플러 검사
초음파로 심장이 커지거나 벽이 두터워졌는지 알 수 있다. 심장초음파를 동영상으로 보고 컬러 도플러로 피의 흐름과 심장 판막에 이상이 있는지 또는 선천성 심장병이 있는지 알 수 있으며 좌심실의 수축 기능을 볼 수 있다. 이 검사로 심장의 기능을 검사하고 심근경색증 또는 심부전증을 진단할 수 있다.

4) 관상동맥 컴퓨터촬영

2006년 한국에도 관상동맥 컴퓨터촬영방법(CTCA)이 도입되었다. 이 검사는 카테터(도자)를 동맥에 삽입하지 않고도 실시할 수 있다. 이 검사로 관상동맥의 칼슘을 볼 수 있으며 관상동맥이 얼마나 좁아져 있는지도 확인할 수 있다. 하지만 이 검사를 위해 조영체를 주사하기 때문에 조영제 부작용이 있을 수 있다. 또한 대량의 방사선에 노출되기 때문에 증상이 없거나 문제가 없는 사람이 단순히 건강진단을 목적으로 이 검사를 실시하는 것은 바람직하지 않다.

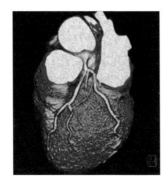

관상동맥 컴퓨터촬영(CT Angio)

컴퓨터촬영(CT)으로 얻은 3차원의 관상동맥. 좌측 전하행성 관상동맥이 좁아져 있다.

카테터를 동맥에 삽입하지 않고도 실시할 수 있는 장점이 있지만, 대량의 조영제를 주사해야 하며 조영제 부작용으로 쇼크가 오는 사람도 있다. 많은 방사선에 노출되므로 젊고 증상이 없는 사람이 단순히 건강진단을 목적으로 이 검사를 하는 것은 추천하지 않는다.

- 심장 검사와 방사선 노출

저자는 1962년부터 캐나다에서 심장내과 전임의 교육을 받으면서 관상동맥 조영술을 시작했다. 그런데 그 후 수많은 환자들을 검사하면서 많은 방사선에 노출되었고, 2006년 좌측 팔 상부에 피부암이 생겨 수술을 받았다. 이 부위가 X-선 튜브와 가장 가까운 부위이며, 이 암이 방사선 노출의 결과라는 사실은 명확하다. 이런 이유로 저자는 방사선 노출과 암에 대해 각별한 관심을 갖게 되었다.

2007년 영국심장학술지(Br J Cardiology, 2007; 14(5): 289-292)에 발표된 내용에 따르면 관상동맥의 칼슘을 측정하는 검사는 75~135장의 가슴 X-선 촬영과 같은 양의 방사선에 노출되며, CTCA(64slice)는 400장의 가슴 X-선 촬영에 해당한다. 그 후 환자가 관상동맥 조영술을 하게 되면 105~350장의 가슴 X-선 검사에 해당하는 방사선에 노출되며, 관상동맥 확장시술을 하면 375~2,850장의 가슴 X-선 촬영에 해당하는 방사선을 받게 된다. 이렇게 방사선을 받게 되면 폐암 또는 여성의 경우 유방암 발병 위험률이 높아질 수밖에 없다.

2007년에 미국심장학술지는 관상동맥 컴퓨터촬영(CTCA) 검사로 발생할 수 있는 암의 위험률에 대해 다음과 같이 발표했다(2007년 미국심장학회 발표).

관상동맥 컴퓨터촬영(CTCA)과 예측되는 평생 암 발생률

연령(년)	여자	남자
20	0.7%(1/143)	0.15%(1/686)
40	0.35%(1/284)	0.099%(1/1,007)
60	0.22%(1/466)	0.081%(1/1,241)
80	0.075%(1/1,338)	0.044%(1/3,261)

(American College of Cardiology Foundation, 2007)

예를 들면 CTCA 검사를 한 40대 여성 284명 중 1명에서 암이 발생할 수 있으며, 남성의 경우 1,007명 중 1명에서 암이 발생할 수 있다는 것이다. 여성은 주로 유방암과 폐암, 남성은 폐암의 위험률이 증가한다.

심장병뿐만 아니라 거의 모든 질환에 대한 검진에 방사선이 이용되고 있다. 뿐만 아니라 우리는 태양으로부터도 자연적으로 방사선에 노출되고 있다. 다음은 각종 방사선 검사와 자연 방사선 노출을 비교한 것이다.

각종 방사선 검사와 자연 방사선 노출의 비교

	방사선량(mSv)	가슴 X-선 검사	자연 방사선 노출량
흉부 X-선 검사	0.02	1	3일
칼슘 score	1.5~2.7	75~135	7~14개월
CTCA(64채널)	10.5	400	3년
심혈관조영술	2.1~7	105~350	0.9~2.9년
심혈관확장술(스텐트)	7.5~57	375~2,850	3~23년
경동맥스텐트	10	500	4.1년
심장핵의학검사	17	850	7년
유방암촬영	0.13	6	18일
복부단층촬영(CT)	10	500	3년
PET CT(암 검사)	5~25	250~1,250	2.3~11.5년

(British J Cardiology, 2007)

이상에서 보듯이 심장과 복부단층촬영과 동위원소 검사에서는 다량의 방사선 노출이 불가피하다. 그러므로 이런 검사는 증상이 없거나 젊은 사람의 경우에는 하지 않는 것이 좋다. 특히 젊은 사람에게서 암의 발생률을 증가시킬 수 있기 때문에 신중히 결정할 필요가 있다. 만약 꼭 해야 한다면 2회 이상 하는 것은 가능한 피해야 할 것이다.

2008년 4월 고혈압과 당뇨로 치료받던 60대 환자(No.1258)가 저혈당 증상으로 모 대학병원에 입원했다. 이후 환자는 관상동맥 CT촬영, 심장 핵의학 검사, 관상동맥 조영술 모두를 실시했다. 환자는 비록 흉통을 호소하지는 않았지만 CT촬영을 했는데 칼슘이 많이(777.49mg) 보이고 협착이 의심되어 핵의학 촬영을 했다. 하지만 결과는 정상이었다. 관상동맥 조영술도 실시했는데 아무 이상이 없었다.

이 환자가 받은 방사선 노출량은 총 29.6mSv로 계산되는데 이것은 1,355장의 가슴 X-선 촬영에 해당된다. 60대 남성이 이만큼의 방사선에 노출되면 414명 중 1명에서 암이 발생할 수 있다. 그러나 환자는 검사를 실시하면서도 방사선 노출에 대한 설명은 단 한 번도 받지 못했다. 환자는 이 모든 검사를 받고 난 후에야 심장에 이상이 없다는 판정을 받았다. 그런데 중요한 사실은 이렇게 방사선에 노출되지 않고도 심장 검사를 할 수 있다는 것이다. 환자들은 이 사실은 알아야 한다.

– 방사선 노출로 인한 폐암과 유방암 발병 증가

최근 서울의 일부 의원에서는 CT검사를 하고 관상동맥에 칼슘이 보이면 칼슘을 제거하기 위해 키레이션 치료를 하고 있다. 저자가 본 환자 중에는 키레이션을 4개월간 받은 후 다시 CT검사를 했지만 칼슘이 제거되지 않아서 다시 키레이션을 받은 환자도 있다. 키레이션은 효과가 확실하지 않아서 미국 대학병원에서는 하지 않는 치료법인데 이런 치료를 하기 위해 심장 CT촬영을 두 번이나 하는 것은 좋은 의료가 아니다. 다음 그림은 관상동맥 컴퓨터촬영으로 발생할 수 있는 암을 연령과 성별로 살펴본 것이다.

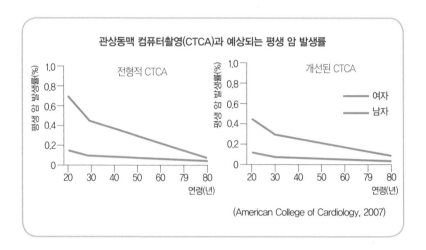

이상의 표와 그림에서 보듯이 CTCA 검사를 한 번 받으면 40세 여성 284명 중 1명에서 유방암과 폐암 같은 암이 발생할 수 있다. 그러나 60세 여성에서는 암 발생 위험도가 466명 중 1명 꼴로 감소한다. 남자는 암 발생률이 40세에서 1,007명당 1명이며, 60세에서는 1,241명 중 1명으로 감소한다.

관상동맥 컴퓨터단층촬영의 또 하나의 문제점은 이 검사에서는 관상동맥협착증이 보이지만 더 확실한 조영술을 실시해보면 협착증이 심하지 않게 나올 수 있다는 것이다. 그리고 칼슘이 많이 있거나 스텐트를 한 환자에서도 그 정확성이 떨어진다. 그러므로 비교적 젊은 사람 특히 여성의 경우에는 이 방법 대신 방사선과 조영제를 사용하지 않는 운동부하 검사와 부하 심장초음파 검사를 추천한다.

그리고 증상으로 보아 협심증이 확실하다면 이런 검사를 실시하지 않고 바로 약물치료를 해보고, 반드시 관상동맥 확장술이 필요하다고 판단될 때 관상동맥 조영술과 확장술을 하는 것이 안전하고 비용 면에서도 효과적이다. 따라서 저자는 CTCA는 흉통 등 증상이 있지만 운동부하 검사또는 부하 초음파 검사를 할 수 없거나 확인되지 않은 특별한 환자의 경우에만 이 검사를 추천한다.

5) (동위원소) 부하 검사

이 검사는 탈륨 같은 동위원소를 정맥에 주사하여 이를 통해 심장근육의 혈류를 검사하는 방법이다. 이 검사를 하면 혈류가 정상인 부위에는 동위원소가 많이 나타나지만 혈액순환이 부족한 부위에는 동위원소가 나타나지 않는다.

그런데 협심증이 있는 환자도 증상이 없을 때는 혈액순환이 충분하기 때문에 관상동맥이 정상인 부위와 협착된 부위의 차이를 볼 수 없다. 그러나 운동이나 약물로 심장에 부하를 주어서 심장근육에 혈액공급을 증가시키면 정상 부위와 허혈이 있는 부위에 차이가 나타나 심장에 허혈성 심장병(협심증)을 진단할 수 있다. 이 검사에서 아무 이상이 없다면 임상적으로 의미 있는 관상동맥질환은 없다고 판단할 수 있다.

그런데 핵의학 촬영은 탈륨이라는 동위원소를 사용하기 때문에 850장의 가슴 X-선 검사와 동일한 양의 방사선에 노출된다. 그러므로 이 검사는 관상동맥 확장술이나 수술을 고려하는 환자에게 필요한 검사이며, 증상이 없는 사람은 하지 않는 것이 좋다.

6) 관상동맥 조영술(照映術)

이 검사는 작은 튜브를 동맥을 통해 관상동맥에 넣고 조영제를 투입한 후 관상동맥을 동영상으로 찍는 방법이다. 관상동맥을 직접 눈으로 볼 수 있기 때문에 가장 정확한 검사방법이라고 할 수 있다.

비교적 안전한 검사이긴 하지만 환자의 심리적 불안과 고통을 동반하는 것 또한 사실이다. 그리고 소수의 환자(1,000명 중 1명)에게는 심한 부작용이 발생할 수도 있다. 이때 부작용이란 조영제에 대한 심각한 알레르기 반응, 심근경색증, 뇌졸중 등이며 극소수 환자의 경우에는 사망에 이를 수도 있다.

환자에게 관상동맥 조영술을 하면서 설명하는 의사

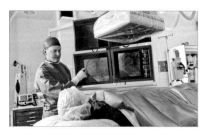

또한 이 검사는 고가의 장비를 요하며 입원을 필요로 하기 때문에 저자는 단순히 협심증 진단을 위해서는 이 검사를 권하지 않는다. 그러나 환자의 상태가 심각하다고 판단되거나 약물치료에도 불구하고 증상이 호전되지 않아서 관상동맥 확장시술이나 심장수술이 필요하다고 판단되면 이 검사를 받아야 한다.

5. 협심증의 약물치료

협심증 진단이 확인되면 우선 해야 할 것이 흡연, 고혈압, 고지혈증, 당뇨병, 비만 등 위험인자를 제거하거나 호전시키는 것이다. 그리고 다음으로 약물치료를 시작해야 한다.

최근 다수의 대학병원에서 협심증이 있으면 무조건 스텐트 시술을 하고 있는데 이것은 환자를 위해 좋은 치료방법이 아니다. 안전성 협심증이 있으면 우선 약물치료를 해보고 필요시에만 스텐트를 해도 된다. 이렇게 하면 약 80%의 안정성 협심증 환자는 증상이 호전될 뿐만 아니라 사망률을 감소시킬 수 있다. 따라서 저자는 우선 2~3개월은 약물치료를 실시해본 후에 그래도 증상이 호전되지 않는 환자 또는 운동부하 검사와 부하 심장 초음파 검사를 해보고 위험성이 높은 환자에게만 시술이나 수술을 권한다.

1) 니트로글리세린

협심증 환자가 가장 먼저 복용해야 할 약은 니트로글리세린이다. 협심증 증상은 대부분 뚜렷하게 나타나지 않기 때문에 이 약을 복용해서 협심증 진단을 확인해야 한다. 앞가슴이 아프고 숨이 차는 등 협심증 증상이 발생할 때 이 약을 혀 밑에 넣어 녹이면 협심증 증상은 30초에서 1분 이내에 사라진다. 만일 설하제 니트로글리세린을 수차례 사용해도 통증이 호전되지 않는다면 협심증 진단을 의심해볼 필요가 있다. 반면 이 약을 복용한 후 흉통이 1분 이내에 확실히 좋아졌다면 협심증 진단은 거의 확실하다고 할 수 있다.

이 약은 강력한 혈관 확장제로서 머리 혈관도 확장시키기 때문에 두통이 생길 수 있으며, 혈압이 일시적으로 떨어질 수 있다. 따라서 앉거나 누운 상태에서 이 약을 복용해야 한다. 서 있는 상태에서 이 약을 복용하면 어지럽고, 심지어는 잠시 의식을 잃을 수도 있다. 이 약을 복용한 후에는 수분간 두통이 발생할 수 있고 가슴이 두근거리거나 맥박이 다소 빨라지기도 하지만 해롭거나 위험한 것은 아니다.

많은 환자들이 니트로글리세린을 극약이라고 생각하며 자주 쓰면 효력이 없어진다고 믿고 쓰기를 꺼려한다. 하지만 그것은 명백한 오해이다. 이 약은 관상동맥을 확장시켜 심장에 혈액 공급을 증가시킨다. 또한 혈압을 저하시키고 좌심실의 크기를 감소시킴으로써 심장의 산소 소비량을 감소시킨다.

니트로글리세린은 작용시간이 약 10~20분에 불과하기 때문에 그 효력을 장시간 유지하기 위해 앤지비드, 에란탄, 이소비드, 이소켓, 이소트릴정 등 서방정 니트로글리세린(니트레이트) 제제가 사용되고 있다. 이런 약들은 하루에 한두 차례 사용해도 협심증을 예방하는 효력이 있다. 서방정 니트레이트는 처음 수일간은 두통을 유발하지만 이 증상은 수일 내에 곧 사라진다.

설하정 니트로글리세린은 4~6개월 후에 그 효력을 상실하게 되며, 이약의 수명을 연장하기 위해 햇빛에 노출되지 않도록 갈색병에 보관해야한다. 또 하나의 니트레이트 제제는 입 안에 뿌려주는 스프레이인데, 2년 이상 효력이 유효하다.

2) 니코란딜(시그마트)

이 약은 또 하나의 강력한 관상동맥 확장제이다. 니트로글리세린 제제만으로 협심증 증상이 충분히 호전되지 않을 때 이 약을 추가하여 효과를 얻은 사람이 많다. 처음 사용하기 시작하면 니트레이트와 같이 두통을 경험할 수 있으나 며칠이 지나면 대부분 사라진다. 하루에 3회 복용하는 것이지만 2회만 사용할 수 있으며, 필요하면 한 번에 두 알을 복용할 수도 있다.

3) 베타차단제

베타차단제는 협심증 환자의 증상을 호전시키고 생명을 연장시키는 약이다. 한국에서 사용되는 베타차단제는 인데랄, 아테노롤, 비소프로롤,

켈론, 카베디롤, 칼반 등이다. 이 약은 협심증뿐만 아니라 고혈압 치료제이기도 하다. 혈압을 떨어뜨리고 심박동수(맥박)를 감소시킴으로써 심장의 산소 소모량을 감소시켜주고 협심증의 증상을 호전시킨다.

운동이나 육체적 노동을 할 때 혈압과 맥박수가 증가하기 때문에 협심증이 발생한다. 그러나 베타차단제를 사용하면 운동을 해도 맥박과 혈압이 많이 증가하지 않아서 협심증이 예방된다. 하지만 이 약은 기관지 천식을 악화시킬 수 있으며 서맥 현상을 유발할 수 있다. 맥박이 1분에 50회 정도로 감소하는 것은 심장에 유리하지만 40회 이하로 떨어지면 무기력증과 어지럼증이 올 수 있다. 이런 때는 베타차단제의 양을 감소시키는 것이 좋다.

또한 베타차단제는 남성의 경우 발기 부전을 일으킨다고 알려져 있다. 그러나 소량으로 사용하면 이런 부작용은 극히 드물게 나타난다.

4) 아스피린

해열제인 아스피린은 심장병과 뇌졸중을 앓고 있는 환자에게 가장 중요한 약 중 하나이며, 1일 용량은 하루에 100mg이다. 불안정성 협심증과 심근경색증 환자의 경우 아스피린이 사망률을 20~30%까지 감소시키는 것이 확인되었다. 심근경색증 또는 뇌경색증은 동맥경화증의 죽종이 파열되면서 핏덩어리, 즉 혈전이 생기고 이것이 동맥을 막아서 발생한다. 이 혈전은 혈소판이 활성화되고 응집하면서 시작되는데 아스피린에 혈소판 응집을 억제하는 효과가 있는 것이다.

아스피린의 부작용은 무엇일까? 아스피린은 속이 쓰리며 계속되면 위염의 증상을 발생시킬 수 있고, 100명 중 한두 명에게서는 위궤양 또는 위출혈이 발생할 수 있다. 최근 사용되는 아스피린은 위에 대한 부작용을 감소시키기 위해서 코팅되어 있거나 캡슐에 들어 있지만 아직 부작용을 완전히 없애지는 못했다. 그러나 아스피린을 음식과 같이 복용하게 되면 위에 대한 부담을 다소나마 줄일 수 있다.

5) 칼슘 길 차단제

주로 고혈압에 쓰이는 약이지만 협심증 예방에도 효과적이다. 협심증 환자에게 많이 사용되는 칼슘 길 차단제에는 딜티아젬(헤르벤), 암로디핀(노바스크), 니페디핀(아달라트) 등이 있다.

칼슘이 체내에 들어가면 동맥을 수축시킨다. 이 약들은 칼슘이 근육세포로 들어가서 통로를 차단함으로써 동맥을 이완시키고, 결과적으로 혈압을 낮추고 심장근육에 혈액 공급을 증가시킬 수 있다. 협심증 중에서도 관상동맥의 수축으로 발생하는 변이형(경련성) 협심증에는 니트레이트와 칼슘 길 차단제가 가장 효과적이다. 칼슘 길 차단제에는 협심증 환자의 흉통을 예방하고 혈압을 강하시키는 효과가 있으나 사망률과 심근경색증을 예방할 수 있는지는 확실하지 않다.

6) 콜레스테롤 강하제

협심증 같은 심혈관 질환이 있는 사람은 악성 콜레스테롤치를 100mg/

dl 이하로 낮추도록 해야 한다. 미국 보건성은 식이요법에도 불구하고 협심증 환자의 악성 콜레스테롤이 130mg/dl 이상일 때는 약물을 복용하여 100mg/dl 이하로 내릴 것을 권하고 있으며, 고위험군에서는 이것을 70mg/dl 이하로 내리도록 권장하고 있다.

콜레스테롤은 악성(저밀도) 콜레스테롤과 양성(고밀도) 콜레스테롤로 구성된다. 악성 콜레스테롤은 죽종을 만드는 콜레스테롤로서 이것은 저밀도 지단백에 부착되어 있는 콜레스테롤이며, 양성 콜레스테롤은 고밀도 지단백에 부착되어 있다. 후자는 죽종에 포함되어 있는 콜레스테롤을 제거하여 간으로 운반시켜주는 역할을 한다. 관상동맥경화증이 있는 사람은 콜레스테롤 강하제를 복용하는 것이 좋다.

6. 관상동맥 확장술

관상동맥 확장술은 '경피적 관상동맥 중재술'이라고도 하는데, 피부를 통해 관상동맥을 확장시켜주는 시술방법이다. 풍선이 달린 작은 튜브를 팔목이나 사타구니에 있는 동맥을 통해 심장의 관상동맥 속에 삽입하여 좁아진 부위에 정착시킨 후 풍선에 액체를 넣어 압력을 가하면 좁아진 부위가 열리게 되는 것이다.

관상동맥의 크기가 2.5~3mm 이상일 때는 금속망(스텐트)을 사용하여 동맥을 확장시킬 수 있다. 즉, 금속망을 풍선에 감아주고 풍선을 확장시키면 이 금속망이 관상동맥을 버텨주는 작용을 하는데, 풍선 확장시술보다 더 안전하고 효과적이다. 그런데 이 시술법이 아직 해결하지 못한 것이 있는데 재협착으로 인한 협심증의 재발이다. 관상동맥의 벽을 풍선이나 금속망을 사용해 확장시켜줄 때 동맥의 벽에 손상을 주게 되어 결국 아주 작은 파열을 만들게 된다. 이에 대해 동맥은 손상 입은 부위를 보수하기 위해 평활근육을 증식시키는데 이것이 지나치면 관상동맥의 재협착이 발생한다.

저자는 1981년 캐나다에서 두 번째로 풍선 확장시술을 성공시켰다. 서울아산병원 심장센터 소장을 역임하면서 1989년 한국에서도 처음으로 스텐트 시술을 시작했다. 당시에는 좁아진 동맥을 열어주면 협심증의 증상을 호전시킬 뿐만 아니라 생명을 연장시킬 수 있을 거라고 확신했다. 그러나 지난 수년간의 연구에 의하면 이 치료법은 협심증의 증상을 호전시키는 데는 아주 효과적이지만 사망률을 감소시키지는 못하는 것으로 밝혀졌다.

1997년 영국의 대학병원에서 협심증 환자에 대한 관상동맥 확장시술과 약물요법을 비교한 연구(RITA-2) 결과가 발표되었다. 이 연구에서 관상동맥 확장술이 가능하다고 인정되는 1,018명의 협심증 환자를 무작위로 선정하여 504명에게는 동맥 확장을 하였고 514명에게는 약물치료를 실시했다. 약물치료를 시행하는 도중 협심증의 증상이 호전되지 않으면 추후에 관상동맥 확장술을 시행하였다.

5년간의 추적기간 중 관상동맥 확장시술로 선정된 군에서는 90% 이상의 환자가 이 시술을 받았고, 약물요법으로 선정된 군에서는 23%의 환자만이 관상동맥 확장술을 받았다. 연구결과 사망과 심근경색증 발생률은 관상동맥 확장술군에서 오히려 더 높은 것으로 나타났다. 그러나 약물군의 환자에서 협심증 증상은 더 많았다. 즉, 관상동맥 확장시술은 협심증의 증상을 호전시키는 데는 약물치료보다 더 효과적이지만 심근경색증이나 사망률을 감소시키지는 못한다는 결론을 내릴 수 있다.

많은 대학병원에서 협심증이 의심되면 우선 조영술을 해보고, 관상동맥이 좁아져 있으면 스텐트 시술을 한다. 그러나 국제적 학회에서는 안정성 협심증 환자의 경우 일단 약물치료를 해보고 호전이 없는 환자에게만 스텐트 시술을 할 것을 권하고 있다.

저자 역시 안정성 협심증 환자의 경우는 우선 2~3개월 동안 약물치료를 해보고 상태가 좋아지지 않거나 운동 부하 검사에서 고위험군으로 판정될 때 스텐트 시술을 권한다. 이런 방법을 택하면 협심증 환자의

스텐트(금속망)를 사용하는 관상동맥 확장술

1. 심장과 관상동맥
2. 좁아진 관상동맥에 풍선과 금속망(스텐트)이 들어오고 있다.
3. 풍선을 부풀려서 좁아진 관상동맥이 확장되어 있다.
4. 풍선이 제거되었으며 금속망이 관상동맥을 넓혀준다.

80~90%는 약물로 치료할 수 있다. 그리고 후일에 상태가 악화되면 시술을 해도 늦지 않다.

2007년 스텐트를 사용하여 확장시술을 시행한 연구(Courage)에서 모든 협심증 환자에게 초기에 의례적으로 스텐트 시술을 하는 것과 우선적으로 약물치료를 하는 방법을 비교하는 연구결과가 발표되었다. 이 연구는 미국과 캐나다의 50개 우수 대학병원에서 시행되었는데 협심증 환자 1,149명에게는 스텐트 시술을 하고 1,138명에게는 약물치료를 계속하였다. 이 환자들을 평균 4.6년간 추적한 결과 심근경색증과 사망률은 스텐트군에서 19.0%, 약물치료군에서는 18.5%로 차이가 없었으며, 총 사망률 역시 스텐트군과 약물치료군에서 8%로 차이가 없었다. 그리고 심장사에도 양군 간에 차이가 없었다.

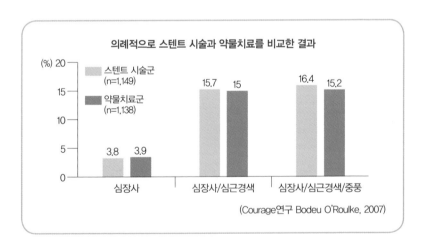

이 연구결과를 살펴보면 스텐트 시술을 받은 환자와 약물치료만을 받

은 환자 모두 총사망자, 심장병으로 사망한 사람, 심근경색 또는 중풍 발생률에서 차이가 없었다. 따라서 모든 협심증 환자에게 초기에 스텐트 시술을 할 필요는 없을 것이다. 2~3개월간 약물치료를 해보고 협심증 증상이 호전되지 않으면 스텐트 시술을 하는 것이 최선의 방법이다.

이 연구에서는 협심증 증상에 대한 연구도 같이 진행했다. 3년간의 치료 후 협심증이 없는 환자는 스텐트군에서 72%, 약물군에서 67%로 둘 간에 거의 차이가 없었으며, 5년 후에는 전혀 차이가 없었다. 이 연구는 협심증 환자가 스텐트 시술을 하지 않고 약물치료를 해도 스텐트를 한 환자와 똑같이 좋은 예후를 기대할 수 있다는 것을 보여준다.

관상동맥

우회로 수술   관상동맥이 막히거나 협착되어 있으면서 약물치료를 해도 상태가 좋지 않고 스텐트 시술 또한 어렵다고 판단되면 관상동맥 우회로 수술을 할 수 있다. 이 수술은 가슴을 열고 막힌 관상동맥에 새로운 혈관을 만들어주는 치료방법이다.

이 수술은 환자의 가슴에 있는 흉부동맥(내유동맥)을 이용하거나 다리에 있는 정맥을 떼내어 대동맥과 협착된 관상동맥을 연결시켜주는 방법이다. 가슴과 심장을 열고 하는 수술이기 때문에 비교적 대수술이지만, 최근에는 수술요법이 많이 발전되어 2%의 낮은 사망률을 기대할 수 있다. 이 수술법은 협심증 증상을 호전시키는 데는 효과적이지만 이 수술로 모든 환자가 더 오래 살 수 있다고 확신할 수는 없다.

좌측 관상동맥의 기시부(좌측 주관지)나 관상동맥의 세 가지가 모두 심하게 협착되어 있으면서 좌심실의 기능이 저하되어 있을 때는 약물치료보다 우회로 수술이 사망률을 감소시킬 수 있다는 연구결과도 있다. 이런 환자들은 운동부하 검사를 하면 운동능력이 많이 감소되어 있으며, 운동시 심진도상에 심한 이상현상이 발생하고 약물치료를 해도 심한 협심증이 지속되기도 한다.

그런데 미국 보훈병원에서 시행한 연구결과에 따르면 관상동맥 중 두 가지만 막혀 있거나 좁아져 있는 경우에는 수술 후 11년이 지나면 오히려 약물치료군에서 사망률이 더 낮은 것으로 나타났다. 관상동맥의 세 가지가 모두 협착되었거나 막혀 있는 고위험군에서도 11년까지는 수술군에서 생존율이 다소 좋았으나 18년이 지난 후에는 양군간에 전혀 차이가 없었다.

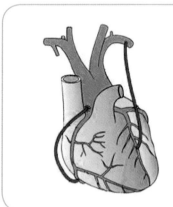

관상동맥 우회로 수술
좌측 다리의 정맥을 떼내어 막힌 동맥을 수술한다.
우측 흉부동맥(내유동맥)으로 수술한다.

7. 협심증 치료를 위한 저자의 조언

협심증 치료에 도움을 줄 수 있는 몇 가지 조언을 해보겠다.

첫째, 많은 환자들이 협심증은 위험한 병이라고 생각한다. 그런데 RITA-2의 COURAGE 연구에서 나타난 것처럼 약물치료만 잘해도 안정성 협심증의 예후는 매우 좋다. 약물치료를 받은 군에서 3년간의 사망률은 3%에 불과하다. 이것은 심장병이 없는 60대와 유사하다. 따라서 우선 건강에 대한 자신감을 가지고 죽음에 대한 공포를 버려야 한다.

둘째, 좋은 약물치료를 받아야 한다. 필요시에는 니트로글리세린과 스프레이를 자주 사용하는 것이 좋다. 약 3개월 후에도 협심증 증상으로 인해 일상생활이 많이 불편하거나 등산, 골프 등 취미생활을 할 수 없다면 관상동맥 확장술을 받는 것이 좋다. 하지만 저자의 경우를 예로 들면 안정성 협심증 환자의 약 90%는 관상동맥 확장시술이나 우회로 수술을 받지 않고도 약물로 충분히 치료하고 있다.

셋째, 관상동맥질환이 악화되지 않도록 금연하고 고혈압과 고지혈증에 대한 약을 꾸준히 복용해야 한다.

넷째, 규칙적으로 운동을 한다. 운동은 모두에게 필요하지만 협심증 환자에게는 특히 중요하다. 협심증 환자를 포함한 모든 심장병 환자에게 가장 문제가 되는 것이 심리적 위축과 죽음에 대한 공포심이다. 이들이 단순히 위험하다는 생각 때문에 운동을 피하면 체력이 점차 약해져서 결국에는 간단한 운동까지도 힘들게 된다.

매일 3~6km를 걷거나 가벼운 등산, 수영 등을 하면 협심증 치료에 도움을 줄 뿐만 아니라 건강에 대한 자신감을 회복할 수 있다. 또한 비만은 관상동맥질환의 위험인자이며 심장에 부담을 주기 때문에 심장병이 있는 사람은 BMI(Body Mass Index : 체질량지수) 25 이하로 유지하는 것이 좋다. BMI가 22 이하인 환자는 체중이 더 줄지 않도록 관리해야 한다.

2장
급성 관상동맥질환

1. 심장 돌연사

심장 돌연사의
원인   돌연사(突然死)란 평소 건강하던 사람이
특별한 이유 없이 1시간 이내에 사망하는 것을 말한다. 돌연사로 사망한
사람의 시체를 부검해보면 10명 중 8명은 관상동맥에 이상이 발견되며,
나머지 1명에서는 심장판막증과 심근증 같은 심장질환이 발견된다. 이것
은 외국의 통계이긴 하지만 한국인에게 시행한 부검결과도 유사하다.

돌연사는 심장에 마비가 와서 발생한다. 대부분의 돌연사는 심실세동이
발생하면서 일어난다. 심실세동이 발생하면 심장은 수축과 이완을 할 수
없으며 혈액순환이 완전히 정지된다. 이런 상태가 3~4분 이상 진행되면
우선 뇌의 기능이 마비되고 심장을 소생시켜도 식물인간이 된다. 그리고

심실세동이 10분 정도 지속되면 심장도 재생이 불가능한 상태가 된다.

심실세동은 대체로 심장근육에 혈액순환이 중단되면서 발생한다. 이런 환자의 약 절반 정도는 관상동맥 내에 혈전이 발견되거나 심근경색증을 찾아볼 수 있다. 그러나 나머지에서는 관상동맥경화증은 발견되지만 현미경상으로 심근경색증은 보이지 않는다. 그 이유는 관상동맥이 막힌 후 곧 환자가 사망하면 심근경색증이 발생할 충분한 시간적 여유가 없기 때문이다. 일부 돌연사에서는 관상동맥에 새로운 혈전이 발생하지 않는데 이런 환자는 대부분 과거에 심근경색이 있었거나 심장근육에 심한 이상이 있는 경우이다.

심장 돌연사의 예방

1) 금연을 한다

저자는 무엇보다도 금연을 강조하고 싶다. 30대나 40대에 급사하는 사람은 거의 모두가 담배를 많이 피우는 사람들이다. 담배로 인한 해는 그 양과 정비례한다. 완전히 끊을 수 없다면 우선 양을 점차적으로 줄여야 하며, 하루에 다섯 개비 이상은 절대로 피우지 말아야 한다. 돌연사를 사전에 방지하기 위해서는 우선 담배를 피우지 말고 고혈압, 고지혈증, 당뇨병 등을 잘 관리해야 한다.

2) 평소에 규칙적으로 운동한다

운동은 건강을 유지하고 당뇨병과 심장병을 예방하는 데 도움이 되는 반면 돌연사를 일으킬 위험도 있다. 아마도 매년 운동을 하다가 사망하는 사람의 수가 수천 명에 달할 것이다. 평소에 운동을 안 하던 사람이 갑자기 험한 산을 타거나 조깅을 하는 것은 위험하다. 특히 심근경색증, 협심증, 심부전증 등이 있었던 사람은 심장 검사를 받은 후에 등산이나 조깅을 시작해야 한다. 그리고 운동 중에 가슴 통증이나 심한 호흡 곤란이 오면 운동을 중단하고 니트로그리세린이나 스프레이를 사용해야 한다. 운동 중에서도 철봉, 역기 또는 무거운 짐을 운반하거나 도로에서 차를 밀어주는 것 등은 혈압을 급격하게 상승시켜 심장에 부담을 주고 죽종의 파열을 초래하여 급사를 발생시킬 수 있다.

운동을 하는 도중에 돌연사를 예방하기 위해서는 60세 이상인 사람은 모두 심한 운동을 시작하기 전에 반드시 운동부하 검사를 받는 것이 바람직하다. 그리고 운동 시작 전에는 가벼운 준비운동을 해야 한다.

3) 지나친 과로와 스트레스를 피한다

30대나 40대 직장인 중에 과로사로 사망하는 사람의 이야기를 들어보았을 것이다. 누적된 과로와 지나친 스트레스는 교감신경을 심하게 자극하여 심장에 부담을 주고 결과적으로 치명적인 부정맥을 유발할 수 있다. 오로지 일에만 매달리지 말고 적당한 휴식과 함께 취미생활을 즐기는 것이 좋다.

4) 조기에 심장병을 진단한다

평상시에 건강진단을 통해 심장에 이상이 있는지 확인하고 조기에 심장병을 진단해야 한다. 특히 운동을 할 때 지나치게 숨이 찬다든지 가슴에 통증을 느낀다면 관상동맥질환이 있는지 알아보고, 이상이 있다면 대책을 세워야 한다. 평소에 의식을 잃은 경험이 있거나 가족 중에 심장병으로 사망한 사람이 있다면 심장에 대한 정밀검사를 받아보아야 한다. 이런 사람 중에는 심근증 같이 유전되는 심장병이 있어서 치명적 부정맥을 유발할 수도 있다.

2. 급성 관상동맥증후군

급성 관상동맥증후군은 심근경색증과 불안정성 협심증으로 분류된다. 그리고 심근경색증은 심전도에 따라 ST 상승이 있는 심근경색증(30%)과 ST 상승이 없는 심근경색증(25%)으로 구별되며, 불안정성 협심증은 약 38%를 차지한다.

안정성 협심증의 흉통은 휴식을 취하거나 니트로글리세린을 사용하면 보통 수분 이내에 사라진다. 하지만 가슴의 통증이 심하고 10분에서 15분 이상 지속되거나 특히 니트로글리세린을 수차례 사용해도 사라지지 않는다면 불안전성 협심증이나 심근경색증일 가능성이 높다. 따라서 이때는 빨리 심장 질환을 전문적으로 치료할 수 있는 대학병원을 찾아야 한다.

급성 관상동맥증후군의

원인
안정성 협심증은 관상동맥이 좁아져서 생기는 병이지만 급성 관상동맥증후군은 관상동맥이 혈전으로 막혀서 생기는 병이다. 혈전이 생기는 이유는 관상동맥경화증의 죽종에 궤양이 생기거나 파열하면서 혈액이 응고되기 때문이다. 외상으로 동맥에 구멍이 생기면 혈전이 만들어지고 이 구멍을 막아서 지혈이 된다. 죽종의 표면이 궤양을 일으키거나 파열하면 혈소판이 응집해서 혈전을 만든다.

불안정성 협심증 환자의 경우 혈전이 생겨서 관상동맥이 일시적으로 막히지만 자연적으로 용해되면서 동맥이 다시 뚫리게 된다. 이런 때는 심장근육에 약간 손상이 있을 수 있으나 영구적인 심근경색은 발생하지 않는다. 하지만 너무 빠른 속도로 응고가 진행되면서 자체의 혈전용해 작용이 부족하면 혈액이 동맥을 완전히 막아서 심근경색증이 발생한다.

죽종이 파열되는

이유
동맥이 정상적 세포층으로 덮여 있으면 혈전이 생기지 않는다. 그러나 죽종을 덮고 있는 내피세포층이 파열되거나 궤양이 생기면 혈전이 생긴다. 죽종이 너무 빠른 속도로 커지면 표면이 얇아지고 약해진다. 또한 혈압이 높아지면 죽종의 표면이 손상을 주고, 관상동맥이 좁아지면 혈류의 속도가 빨라지면서 죽종의 표면을 손상시켜서 파열이나 궤양이 발생한다.

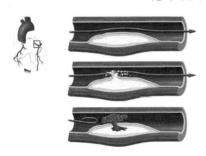

죽종의 파열과 혈전

상 : 노란색이 콜레스테롤이 많이 들어 있는 죽종으로 내피(內皮) 세포층으로 덮여 있다.

중 : 표면이 파열되었다.

하 : 혈액이 파열된 표면을 통해서 죽종과 혈관 내벽과 접촉하면 혈전(핏덩어리)이 생겨서 혈관이 막힌다.

불안정성 협심증의
진단

환자가 흉통으로 응급실에 도착하면 우선 심전도 검사를 하는데 심전도에 아무 이상이 없다면 흉통이 협심증이 아니라 다른 병에서 오는 것일 수 있다. 이때 흉통이 아주 심한데 심전도가 정상이라면 대동맥 박리를 의심해보아야 한다. 이 병은 주로 고혈압이 있는 환자에게서 발생하는데 흉부에 있는 대동맥의 내벽이 찢어지면서 생긴다. 협심증이 심한 환자는 심전도에 ST파의 변화 또는 T파의 전복을 볼 수 있다.

다음으로 심장근육에 손상이 왔는지를 확인하기 위해 혈액검사를 실시한다. 여러 가지 검사 중에서 가장 중요한 것은 CK-MB와 트로포닌 검사이다. 이런 혈액검사를 통해 심장근육에 손상이 있는지를 확인할 수 있으며, 심전도에 ST의 변화 또는 Q의 유무에 따라 심근경색증을 진단한다.

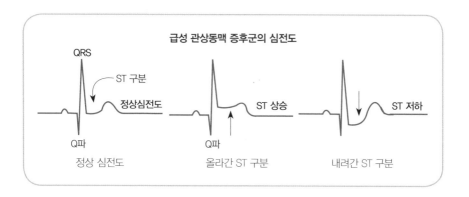

급성 관상동맥 증후군의 심전도

QRS

ST 구분

정상심전도

Q파

정상 심전도

ST 상승

Q파

올라간 ST 구분

ST 저하

내려간 ST 구분

불안정성 협심증과
관상동맥 확장시술

불안정성 협심증 환자에게서 좁아지거나 막힌 동맥을 열어줄 수 있다. 그러나 외국에서 시행된 연구결과에 따르면 모든 환자가 이런 시술을 받아야 하는 것은 아니다. 급성 관상동맥 증후군에서 관상동맥 확장술과 약물요법을 비교하는 대대적 연구가 시행되었는데 결과는 다음과 같다.

첫 번째 연구는 티미연구(TIMI Ⅲ)였다. 이 연구에서 1,473명의 환자를 무작위로 선정하여 한 군에서는 우선적으로 관상동맥 확장술을 시행했고, 다른 군에서는 약물치료를 시행했다. 이 연구에서 사망과 심근경색의 발생은 관상동맥 확장술군에서 11.1%, 약물치료군에서 14.0%였다. 그러나 이 차이는 통계적으로 유의미하지 않았다.

그 다음 연구(VANQWISH)는 미국의 대학교육병원인 보훈병원에서 시행되었다. 1998년 발표된 연구에서 920명 환자를 무작위로 선정하여 관상동맥 확장술과 약물요법을 비교했다. 1년 동안 추적한 결과 관상동맥 확장술군의 심근경색증(Q파) 발생률은 14%로 약물치료군의 11.1%보다 높았다. 그러나 이 연구에서 주목해야 할 사항은 약물치료군에서는 30일 내의 사망이나 Q파 심근경색증의 발생률이 1%에 불과했다는 사실이다. 즉, 약물치료를 충실히 하면 예후가 좋다는 것을 알 수 있다.

그 후 이 연구를 다시 분석한 결과 과거에 심근경색증이 있었던 고위험군에서는 양군 간에 차이가 없었으나, 심근경색의 과거 병력이 없는 저위험군에서는 관상동맥 확장시술을 받은 환자의 사망이나 심근경색증 발생이 약물치료군에 비해서 더 높았다(29%대 16%).

세 번째로 시행된 연구(FRISC II)에서는 조기에 시행한 관상동맥 확장술이 약물치료보다 다소 유리하다는 결과를 얻었다. 1년 후의 연구결과를 보면 관상동맥 확장술군의 사망률은 2.2%로 약물치료군의 3.9%보다 낮았다. 심근경색증(Q파) 발생률도 관상동맥 확장술군은 8.6%로 약물치료군의 11.6%에 비해 현저하게 낮았다.

이 결과를 분석해보면 100명을 기준으로 관상동맥 확장술이나 우회로 수술을 시행하면 1.7명의 사망을 예방하고 2명의 심근경색증 발생을 예방할 수 있다는 결론을 내릴 수 있다. 이것은 다시 말하면 1명의 사망을 예방하기 위해 59명에게 관상동맥 확장술을 시행하고, 1명의 심근경색증을 예방하기 위해서는 50명에게 관상동맥 확장술을 시행해야 한다는 것을 의미한다.

이상의 세 가지 연구결과를 종합적으로 분석해보면 의례적 조기 관상동맥 확장술과 약물치료 사이에 큰 차이는 없지만, 환자가 병원에 빨리 도착하고 고위험군이라면 관상동맥 확장술을 하는 것이 유리하다는 결론이 나온다.

3. 급성 심근경색증

급성 심근경색증의

증상　　　　　　　　급성　심근경색증(心筋梗塞症)은　극심한 가슴의 통증으로 시작되며 이 흉통은 1시간 이상 지속될 수 있다. 통증의 위치는 협심증과 비슷하게 앞가슴의 중앙 부위이다. 환자들은 이 통증에 대해 가슴이 '터지는 듯한' 또는 '뼈개지는 듯한' 통증이라고 표현한다. 통증은 양쪽 팔이나 턱 또는 등뼈 쪽으로 퍼지기도 한다.

환자는 통증 외에도 심한 호흡곤란과 무기력증 그리고 일시적으로 의식을 잃을 수도 있으며 얼굴이 창백해지고 식은땀을 흘리기도 한다. 또 다른 증상으로는 심한 오심(메스꺼움)과 구토증이 있다. 소수의 환자는 상복부에 통증을 느껴 위장질환과 혼동하기도 한다. 일부 심근경색증 환자는 통증 없이 단순한 호흡곤란 또는 가슴에 불쾌감을 느끼거나 전혀 증상이 없는 예도 있다. 이런 무통증 심근경색증은 고령의 환자와 당뇨병 환자에게서 더 자주 발생한다.

급성 심근경색증은 가장 위험한 병이다. 심근경색증이 발생하면 10명 중 3명은 사망하게 되는데 그중 절반 이상이 병원에 입원하기 전에 사망한다. 하지만 급성 심근경색증 환자가 발병 1~2시간 안에 입원해서 치료

를 잘 받으면 30일 내 사망률이 환자의 나이와 상태에 따라서 약 3~10%
정도로 낮아질 수 있다.

급성 심근경색증의
원인

1) 혈전이 동맥을 막아서 발생한다

심근경색증은 심장의 관상동맥에서 동맥경화증의 죽종에 궤양이 생기
거나 파열하면서 혈전이 생기고, 이것이 동맥을 막음으로써 발생한다.

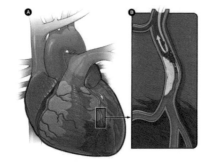

혈전과 급성 심근경색증의 발생

죽종이 파열하면 혈전이 생기고
이것이 동맥을 막아서 심근경색증
이 온다. 흡연이 내피세포층에 손
상을 줄 수 있으며, 과격한 운동은
혈압을 올리고 혈류의 속도를 빠
르게 해서 죽종을 파열시킬 수 있
다. 동맥이 막히면 심장근육에 괴
사가 오고 심장근육이 경색된다.

2) 평소 아무 증상이 없는 사람에게 잘 발생한다

심근경색증은 평소 아무 증상이 없는 사람에게서 잘 생긴다. 그 이유
는 동맥의 협착이 심하지 않아도 죽종이 파열하기 때문이다. 죽종이 불안
정해지는 원인은 고지혈증, 흡연, 당뇨 등이다. 또한 무거운 짐을 들거나

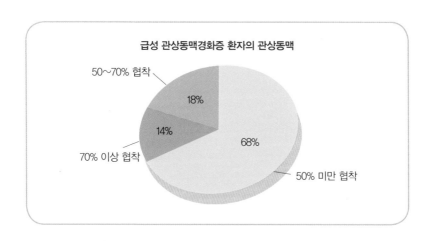

심한 운동을 하면 혈압이 급격히 올라가고 혈류의 속도가 빨라지기 때문에 죽종의 표면이 파열될 수 있다. 연구에 따르면 70% 이상의 심한 협착증은 소수의(14%) 환자에서만 발견되고 대다수(68%) 환자의 관상동맥은 50% 미만의 협착을 보였다.

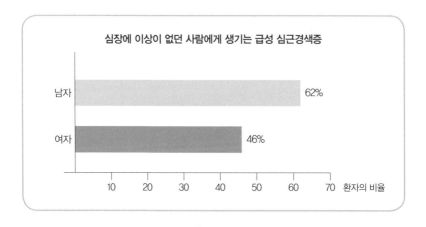

위의 그림에서 보듯이 심근경색증은 남성의 62%와 여성의 46% 비율

로 평소에 아무런 문제가 없던 사람에게서 발생한다. 따라서 증상이 없는 사람도 60세 이상이 되면 운동부하 검사 같은 심장 검사를 해보는 것이 좋다.

심근경색증의 진단

가슴 통증이 매우 심하면 우선 급성 심근경색증을 의심해보고 근처에 있는 종합병원 응급실로 가서 심전도 검사를 해야 한다. 심전도에 ST 구분의 상승과 비정상적 Q파가 보이면 진단은 거의 100% 확실하다. 다음으로는 혈액검사로 심장근육에 손상이 왔는지를 확인한다. 심근경색증 환자는 심장근육 내에 있는 효소(트로포닌 또는 CK-MB 등)가 혈액으로 빠져나오기 때문에 혈액검사로 심근경색증을 확인할 수 있다. 세 번째 검사는 심장초음파이다. 심근경색증이 발생하면 심장근육의 일부가 수축 기능을 상실한다.

심근경색증의 치료법

1) 일반적인 응급치료법

평상시 협심증이 있는 환자에게 심한 흉통이 생기면 우선 니트로글리세린이나 스프레이를 사용해야 한다. 만약 흉통이 2~3분 이내에 사라지지 않으면 니트로글리세린을 3회 정도 써보고, 그래도 통증이 20~30분 내에 가라앉지 않거나 더 심해진다면 빨리 응급실로 가야 한다. 간혹 이

때 손가락을 따서 피를 흘리게 하는 환자도 있는데 이것은 아무 효과도 없을 뿐만 아니라 오히려 필요한 치료를 지연시킴으로써 위험한 결과를 초래할 수 있다.

2) 혈전용해제와 관상동맥 확장술

다음으로는 이미 생긴 혈전을 용해시키기 위해 혈전용해제 주사를 맞을 수 있다. 가장 많이 사용되는 TPA라는 혈전용해제는 사망률을 10~14%에서 약 절반 수준인 6~8%로 감소시킬 수 있다. 이 약은 투여가 빠르면 빠를수록 효과가 더 크다. 하지만 증상이 발생하고 6시간 후에는 치료 효과가 현저히 감소하며, 12시간이 지나서 주사하면 효과는 없어진다.

가장 효과적인 방법은 풍선과 금속망을 이용해 막힌 관상동맥을 열어주는 것이다. 이 시술은 발병 1~2시간 내에 해야 효과가 좋다.

급성 심근경색 발생 후 관상동맥 확장술과 혈액용해제를 비교하는 연구는 이미 여러 차례 시행되었다. 이러한 연구결과를 종합하여 분석해보면 30일 이내에 사망하는 비율이 관상동맥 확장시술군에서는 4.4%, 혈전용해제 치료군에서는 6.5%였다. 즉, 관상동맥 확장시술이 혈전용해제보다 100명의 환자 중에서 약 2명의 사망을 더 예방할 수 있다는 계산이다. 따라서 급성 심근경색증이 발생하면 즉시 스텐트 시술을 할 수 있는 대학병원이나 종합병원으로 가야 한다.

심근경색증의
약물치료

1) 아스피린

불안정성 협심증과 심근경색증이 발생했을 때 즉시 아스피린을 먹으면 사망률이 20~30% 정도 감소한다.

2) 베타차단제

지난 10~20년 사이에 좋은 약들이 많이 개발되어 관상동맥질환 환자들은 더욱 장수하게 되었다. 베타차단제가 그 좋은 예이다. 이 약은 혈압과 맥박을 감소시키고 심장을 보호하는 효과가 있다. 따라서 이 약을 복용하면 심근경색 후 사망률이 20~30% 정도 감소한다. 특히 고령의 환자나 심부전과 좌심실 기능이 저하된 환자에게 치료 효과가 더욱 크다.

그런데 문제는 심근경색 발생 후 많은 환자들이 이 약을 복용하고 있지 않다는 사실이다. 심근경색에서 회복한 환자라면 기관지 천식이나 심한 서맥이 없는 경우 모두 이 약을 복용하는 것이 좋다. 실제로 베타차단제를 복용해야 할 환자 중 약 절반 가량만 이 약을 복용하고 있는데, 심근경색증의 과거병력이 있거나 협심증으로 치료받는 환자는 자신이 베타차단제를 복용하고 있는지 확인해볼 필요가 있다. 심근경색증 환자를 위해 국내에서 사용되는 베타차단제는 아테노롤, 디라트렌드, 비소프로롤, 카테로롤, 미토프로롤, 베탁소롤, 프로프라노롤 등이다.

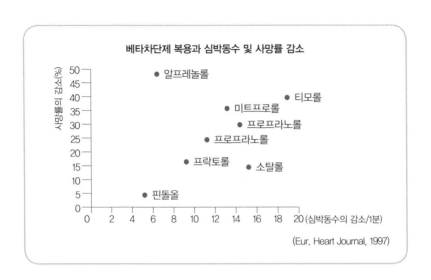

베타차단제 복용과 심박동수 및 사망률 감소

(Eur. Heart Journal, 1997)

3) 에이스 억제제와 안지오텐신 차단제

에이스 억제제는 혈압을 올리고 동맥경화증을 유발하는 안지오텐신이라는 호르몬의 생산을 억제하는 고혈압 치료제이다. 그런데 심근경색증 환자를 위한 희소식으로 혈압이 거의 정상범위인 사람이라도 심근경색증 환자에 심부전증이 있으면 에이스 억제제가 사망률을 감소시킨다는 연구결과가 발표되었다.

에이스 억제제는 안전한 약이지만 이 약을 복용한 환자의 약 10%에서 심한 마른기침이 발생한다. 그러나 최근에 개발된 안지오텐신 차단제는 기침을 유발하지 않으면서 에이스 억제제와 같은 효과를 나타낸다. 국내에서 주로 사용되는 안지오텐신 차단제는 로사탄, 발사탄, 칸데사탄 등이다.

4) 콜레스테롤 강하제

연구결과에 따르면 총콜레스테롤이 증가되었을 때 스타틴 계열의 콜레스테롤 강하제를 사용하면 5년 사이에 심근경색증 재발과 사망률을 약 30% 감소시킬 수 있다고 한다. 이 약이 심장병뿐만 아니라 중풍도 예방할 수 있다는 연구결과도 있다. 따라서 악성 콜레스테롤 수치가 아주 낮은 소수를 제외한 심근경색 환자는 스타틴을 복용해야 한다. 국내에서 많이 사용되는 스타틴 계열의 약은 프라바스타틴, 심바스타틴, 아토르바스타틴, 로슈바스타틴 등이다.

심근경색증의
합병증

심근경색증으로 치료받고 퇴원한 환자 100명 중 약 5명이 1년 이내에 사망한다. 사망의 주원인은 심근경색증 재발, 돌연사 그리고 심장 기능의 저하로 인한 심부전증이다. 이러한 결과를 초래한 가장 주요한 원인은 고령과 좌심실 기능의 저하인데 이것은 심장근육에 크게 손상(경색)이 왔기 때문이다.

이런 환자들은 심장 기능이 약하기 때문에 호흡곤란, 무기력증, 운동장애 등을 경험한다. 심장초음파 검사를 하면 정상인은 좌심실 수축 기능이 60% 이상인데 반해 이들은 20~30% 이하로 나타난다.

심근경색증에서 회복한 환자를 1년 후에 다시 조사해보면 대부분은 아무 증상이 없거나 있어도 아주 경미한 증상을 호소한다. 반면 10~20%의 환자는 협심증 증상이 계속되거나 새로 발생한다. 이런 환자는 물론 협심

66

증에 대한 약물치료를 받아야 하며, 상태가 호전되지 않으면 관상동맥 확장시술이나 우회로 수술을 받는 것이 좋다. 단, 관상동맥 확장시술이나 우회로 수술은 협심증 증상을 호전시키는 데는 효과적이지만 좌심실 기능을 호전시키지는 못한다. 그러나 약물 치료를 잘하면 심장 기능이 호전되고 사망률이 감소하니 심부전증 치료에 참고하기 바란다.

다음으로 발생할 수 있는 합병증은 여러 종류의 부정맥이다. 그중에는 조기수축(기외수축)과 심방세동 같은 양성 부정맥도 있으나 소수에서는 심실성 빈맥이 있을 수 있다. 이것은 환자의 의식을 잃게 할 수 있는 위험한 부정맥이다. 그러므로 심근경색을 앓은 환자가 심한 어지럼증이 있거나 실신을 한다면 속히 병원을 찾아야 한다. 부정맥에 대해서는 다음 장에서 더 자세히 설명하겠다.

심근경색 후 환자가 합병증을 예방하기 위해 할 수 있는 가장 중요한 일은 금연이다. 흡연을 계속하면 심근경색증 재발과 돌연사 가능성이 몇 배나 더 증가한다.

심근경색증 환자를 위한
저자의 조언

급성 심근경색이 발생한 후 입원 치료는 보통 10~14일 계속된다. 그 후 환자가 퇴원할 때는 환자뿐만 아니라 가족 모두가 불안증에 빠지기 쉬운데, 저자가 심근경색증 치료를 받고 퇴원하는 환자에게 하고 싶은 조언은 다음과 같다.

1) 자신감을 회복하라

우선 환자는 필요 이상의 절망감과 공포감에서 벗어나야 한다. 병보다 병에 대한 공포심이 건강을 회복하는 데 더 큰 걸림돌이 된다. 공포심을 극복하기 위해서는 환자와 가족 모두가 이 병에 대해 충분히 이해해야 한다. 이 책을 읽으면 심근경색증에 대해 충분히 이해하고 불안증을 해소할 수 있을 것이다.

2) 퇴원 후에도 계속해서 치료를 받아라

협심증이나 심근경색증은 한번 발생하면 완치되기 어려울 뿐 아니라 재발할 수도 있는 병이다. 따라서 아무 증상이 없어도 주치의를 통해 계속적으로 치료를 받아야 한다. 저자는 몇 달 혹은 몇 년은 열심히 치료를 받다가 상태가 좋아졌다고 치료를 중단하여 심근경색증이 재발하거나 심지어는 사망하는 사람을 여럿 보았다.

3) 규칙적으로 운동하라

심근경색증과 협심증 환자는 규칙적으로 운동을 하는 것이 좋다. 많은 심장병 환자 특히 심근경색증에서 회복한 환자들은 운동이 위험하다는 생각만으로 운동을 피한다. 하지만 운동을 전혀 안 하면 체력이 약해지고 심장의 운동능력도 감소하여 결국 간단한 운동도 힘들어지게 된다. 이런 악순환이 계속되면서 환자는 건강에 대한 자신감을 상실하고 우울증에 빠지기도 한다.

퇴원한 환자는 우선 평지에서 걷기 운동부터 시작하는 것이 좋다. 처음에는 느린 속도로 걷다가 차차 속도를 빠르게 한다. 걷는 도중에 숨이 차거나 가슴에 통증을 느끼면 증상이 없어질 때까지 2~3분간 쉬었다가 다시 걷는다. 물론 이런 증상이 있으면 주치의에게 알리고 니트로글리세린을 사용해야 한다.

3~4km를 무난히 걸을 수 있으면 다음으로는 가벼운 등산 또는 운동용 자전거나 헬스클럽에서 러닝머신을 이용해 운동하는 것도 좋다. 약 3개월 후에는 가벼운 조깅이나 수영도 가능하다. 이런 운동은 하루에 30~60분씩 1주일에 5일 정도를 권한다. 걷기, 등산, 수영 등은 산소를 많이 소비하는 운동이라는 의미로 호산성(好酸性) 운동이라고 하는데, 혈압을 많이 증가시키지 않고 심장과 폐의 기능을 강화시키는 효과가 있다.

심장병 환자는 과격한 운동은 피해야 한다. 운동을 할 때 심한 호흡곤란이나 흉통, 현기증을 느낀다면 운동이 너무 심하다는 경고이다. 이때는 쉬었다가 운동을 하고 강도도 낮춰야 한다. 운동을 할 때 가슴에 통증을 느끼거나 호흡곤란이 오면 니트로그리세린이나 스프레이를 사용해야 하며, 운동 시작 전에 미리 뿌려주는 것이 좋다. 역기, 팔굽혀펴기 같은 운동은 근육을 발달시키는 데는 좋지만 혈압을 많이 올리기 때문에 조심해야 한다.

4) 건강한 식생활을 한다

심장병 환자들이 가장 궁금해하는 것 중 하나가 바로 식이요법이다. 많은 환자들이 저자에게 "심장에 좋은 음식은 무엇입니까?"라고 물어온다. 그때마다 심장에 특별히 좋은 음식은 없다고 답하는데 이는 모든 음식을 적당량 섭취하는 것이 우리 몸에 가장 좋다는 것을 의미한다. 건강을 위해 편식을 피하고 균형 있게 영양분을 섭취하는 것이 가장 중요하다.

악성 콜레스테롤 과다증은 심근경색증 같은 관상동맥질환의 주요한 원인의 하나이다. 최근의 연구결과를 살펴보면 관상동맥질환이 있는 환자는 콜레스테롤이 낮으면 낮을수록 예후가 좋다고 보고하고 있다. 심근경색증의 경험이 있는 환자는 식이요법도 해야 하지만 콜레스테롤 약도 같이 먹는 것이 좋다.

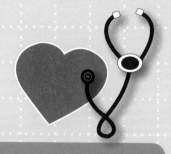

제**2**부 부정맥

1장
부정맥

부정맥은 심장이 불규칙적으로 뛰거나 너무 빨리 또는 너무 느리게 뛰는 것을 의미한다. 부정맥은 다음 세 가지 종류로 나뉜다.

- 심장이 불규칙하게 뛰는 기외(其外)수축
- 심장이 너무 느리게 뛰는 서맥(徐脈)
- 심장이 너무 빨리 뛰는 빈맥(頻脈)

진맥이란
무엇인가

많은 부정맥은 진맥으로 진단할 수 있다. 진맥은 손의 동맥을 살짝 눌러서 하는데, 1분에 몇 번이나 뛰는지 또는 심장이 규칙적으로 뛰는지를 알 수 있다. 그 밖에도 진맥을 통해서 혈액순환에 대한 많은 것을 알 수 있다. 맥박이 너무 약하게 뛰면 혈압이 낮거나 심장 박출량이 적다는 것을 의미한다. 반대로 흥분하거나 운동을 하면 맥박수가 빨라지면서 맥박도 강해진다.

한의학에서는 진맥을 통해 많은 것을 진단한다. 진맥으로 부정맥에 대해서 많은 정보를 얻을 수 있는 것은 사실이지만 모든 질병을 진단할 수는 없다.

중국으로 관광을 다녀온 사람 대부분이 한의원에 들러 진맥을 받고 한약을 사서 들고 온다. 저자도 중국에서 진맥을 받았는데 콩팥과 간이 나쁘다는 진단을 받았다. 물론 이것은 오진이다. 진맥만으로 신장과 간 질환을 진단할 수는 없다. 중국의 한의사들이 여행사와 짜고 한약을 팔기 위해서 하는 일종의 사기 행각이다.

정상

맥박수   1분에 몇 회가 정상 맥박수인지 알고 싶어 하는 사람들이 많다. 정상 맥박수는 개인의 나이, 운동 상태, 정신 상태, 건강 상태 등 여러 요인에 의해 결정된다. 휴식 상태에서 10세 미만 어린이의 정상 맥박수는 1분에 90~100회 정도이다. 하지만 나이가 들면서 맥박수는 점차적으로 감소하며 70세 이상 노인에서는 1분에 50~60회 정도가 정상이다.

누워 있다가 일어서기만 해도 맥박수는 5~10회 정도 증가한다. 흥분하거나 공포감에 빠져도 맥박수는 10~30회 이상 증가할 수 있으며, 심장이 더 강하게 뛰기 때문에 가슴이 두근거리는 증상, 즉 심계항진(心悸

亢進)을 느낄 수 있다.

성인의 맥박이 1분에 50~60회 이하일 때는 '서맥' 또는 '동서맥'이라고 한다. 운동선수나 운동을 많이 하는 사람들은 일반 사람들에 비해 맥박이 느리다. 올림픽에 출전하는 마라톤 선수, 장거리 육상선수 또는 수영 선수들의 맥박수는 1분에 35~40회 정도이다. 이런 선수들은 일반 사람에 비해 심장이 커져 있으며 심장 박출량이 증가되어 있기 때문에 1분에 35회만 뛰어도 충분히 혈액순환을 유지할 수 있는 것이다.

성인의 맥박수가 1분에 90~100회 이상일 때 '빈맥'이라고 한다. 운동을 전혀 하지 않고 체력이 약한 사람은 맥박수가 빠르다. 하지만 이런 사람이라도 조깅, 수영, 등산 등의 운동을 꾸준히 하면 맥박수가 줄어든다. 단, 이런 결과를 얻기 위해서는 하루에 1시간씩 1주일에 5일 이상 운동을 해야 하며, 3개월 이상 꾸준히 계속해야 한다.

1987년에 발표된 프레밍함 연구(A Heart Journal, 1987)에 의하면 평상시 심장이 빨리 뛸수록 심부전증과 돌연사가 증가한다고 한다. 심장이 늦게 뛰는 사람이 빨리 뛰는 사람에 비해 더 장수한다는 연구결과도 있다. 특히 협심증, 심부전증 또는 심근경색증이 있는 사람에게 심장이 빨리 뛰는 것은 나쁜 현상이다. 이런 환자가 베타차단제를 먹으면 심장이 느리게 뛰게 된다.

맥박수와 수명의 연관성은 동물의 세계에서도 찾아볼 수 있다. 작은 새들의 맥박수는 1분에 500회 이상이며 이들의 평균수명은 2~3년이다. 반면 맥박수가 1분에 12회 정도인 코끼리와 맥박수가 1분에 8회밖에 안 되

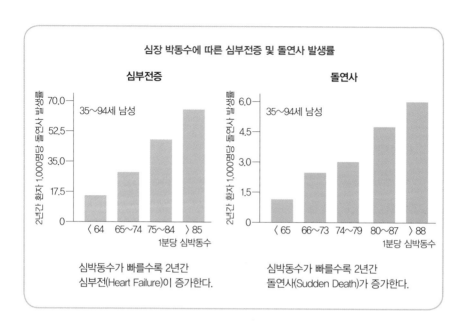

심장 박동수에 따른 심부전증 및 돌연사 발생률

심부전증

2년간 환자 1,000명당 돌연사 발생률

35~94세 남성

〈 64　65~74　75~84　〉 85
1분당 심박동수

심박동수가 빠를수록 2년간
심부전(Heart Failure)이 증가한다.

돌연사

2년간 환자 1,000명당 돌연사 발생률

35~94세 남성

〈 65　66~73　74~79　80~87　〉 88
1분당 심박동수

심박동수가 빠를수록 2년간
돌연사(Sudden Death)가 증가한다.

는 거북이의 수명은 100년을 넘는다. 즉, 동물의 세계에서도 심장이 빨리 뛸수록 수명이 짧아진다. 이 결과를 보면 모든 동물의 심장이 평생 뛸 수 있는 횟수는 일정하게 정해져 있는 듯하다.

부정맥의
진단　　　　　　　　　　부정맥은 진맥으로 예측은 가능하나 정확한 진단은 심전도 검사를 해야 알 수 있다. 그런데 대부분의 부정맥이 항상 있는 것이 아니라 간헐적으로 나타난다. 따라서 증상이 있을 때 바로 심전도를 찍어야만 진단이 가능하다.

병원에서는 24시간 홀터 검사를 한다. 24시간 안에 부정맥이 나타나지 않으면 진단이 불가능한 경우가 대부분이다. 따라서 가장 좋은 방법은 환자가 휴대용 심전도 기계를 가지고 있다가 이상이 나타날 때 즉시 심전도를 찍는 것이다.

1) 휴대용 자가 심전도와 전화 전송

이종구 심장클리닉에서는 환자가 휴대용 전화기로 심전도를 찍어서 다시 병원으로 전송해 보내는 텔레메트리 방법을 사용하고 있다. 이 방법을 사용해 환자가 심계항진이 있거나 현기증이 있을 때 심전도를 찍어서 전화로 보내면 의사의 진단을 받고 필요한 도움을 얻을 수 있다.

휴대용 심전도 기계와 전화 전송(테레메트리, Telemetry)

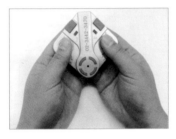 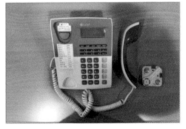

2) 심전도의 이해

심장이 수축(박동)을 하기 위해서는 전기적 자극이 필요하다. 심전도는 심장 안에서 생기는 미세한 전기적 변화를 그래프로 나타낸 것이다.

심장의 전기 전달

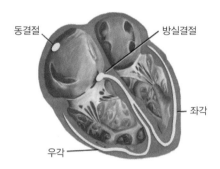

동결절   방실결절

좌각

우각

우심방에 위치한 동결절이 전기적 자극을 시작하고 이 전류가 방실결절로 전달된다. 그리고 다시 우각과 좌각을 통해 우심실과 좌심실로 전달되어 심장근육이 수축한다. 동결절에 이상이 오면 심장이 너무 느리게 뛴다(동결절 증후군). 방실결절이 전기를 전달하지 못하면 심차단이 와서 서맥이 온다.

정상 심전도

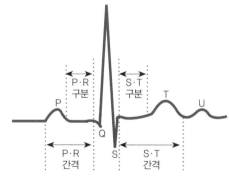

P·R
구분

S·T
구분

P

Q

S

T

U

P·R
간격

S·T
간격

P파는 우심방과 좌심방의 전기적 자극(탈분극)으로 발생하며, QRS파는 우심실과 좌심실의 자극으로 인해 기록된다. T파는 심실의 전기적 회복(재분극)으로 인해 생기는데, 심방에서도 재분극 현상이 있기는 하지만 이것은 너무 약해서 심전도상에는 나타나지 않는다.

조기수축　　　　　　　　　　조기수축(기외수축)이 발생하면 맥박이 정상으로 뛰다가 한 번씩 건너뛴다. 맥박이 건너뛴 다음에 나타나는 맥박은 정상맥박보다도 더 강하기 때문에 환자는 가슴이 두근거리거나 뭉클거리는 증상을 느낄 수 있으며 따끔한 증상을 호소하기도 한다. 이때 진맥을 해보면 맥박이 한 번씩 건너뛴다. 많은 경우 조기수축을 갖고 있지만 모르고 지내는 경우가 대부분이다. 조기수축을 유발하는 요인들은 다음과 같다.

- 과로와 과도한 스트레스(이것은 교감신경계를 자극한다.)
- 커피, 콜라, 차 등 카페인이 많이 함유된 음료수
- 음주와 수면부족
- 각종 심장병

만일 이런 요인들을 제거하거나 개선해도 부정맥이 계속된다면 의원이나 병원에 가서 심전도를 찍어보는 것이 좋다.

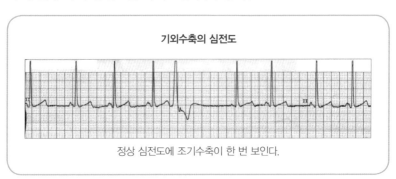

기외수축의 심전도

정상 심전도에 조기수축이 한 번 보인다.

78

조기수축이 특별히 몸에 해롭거나 위험한 것은 아니다. 하지만 조기수축으로 가슴이 따끔거리는 증상을 느끼게 되면 '혹시 이러다 심장이 멎는 것은 아닐까?' 하는 걱정을 하게 되고, 이런 공포심 때문에 자율신경이 자극을 받아 조기수축이 더 많이 발생할 수 있다.

저자는 환자에게 가능하면 조기수축 때문에 약물치료를 하지 않도록 권한다. 하지만 조기수축이 많이 생겨서 불안해지면 한시적으로 베타차단제, 탐바코, 리트모놈 같은 부정맥 치료제를 사용할 수 있다. 단, 부정맥을 완치하는 약은 없으며 약을 중단하면 부정맥이 다시 나타난다.

서맥   심장이 너무 느리게 뛰는 것을 '서맥(徐脈)'이라고 한다. 고령이 되면 맥박수가 1분에 50회 정도만 되어도 정상이다. 고혈압 약 중에 베타차단제는 심장을 느리게 뛰게 한다. 이런 약을 먹지 않는데도 맥박수가 1분에 40회 이하로 내려가고 어지러운 증상이 나타나면 병원을 찾아야 한다.

서맥은 심장 안에서 율동을 시작하는 동결절(洞結節)에 이상이 있거나 심방에서 심실로 전기자극이 차단되는 심차단이 있으면 올 수 있다. 심차단은 1도, 2도, 3도(완전)로 나뉘는데 3도 차단이 오면 심박동수가 35 정도로 감소한다. 이때는 위험하기 때문에 심박동기를 달아야 한다.

정상 및 심차단의 심전도

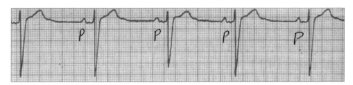

정상 심전도. 심방을 자극하는 P파가 1대 1로 QRS로 전달된다.

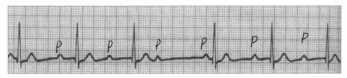

2도 심차단. 두 번의 P파 후에 한 번의 QRS로 전달된다(1분에 50회).

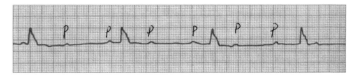

3도(완전) 심차단. P파가 전혀 QRS로 전달되지 않는다(1분에 36회).

1) 인공 심장 박동기

서맥이 심해져 맥박수가 1분에 40회 이하로 떨어지고 환자가 현기증이나 졸도를 하면 심장 박동기로 심장을 정상적으로 뛰게 할 수 있다. 인공 심장 박동기는 전기적 자극을 발생하는 배터리와 이 전기를 심방이나 심실로 전해주는 전깃줄로 구성되어 있다. 배터리는 아주 작으며 이것을 가슴의 피부 안으로 심어준다.

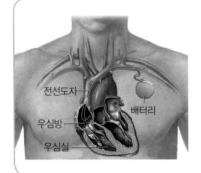

인공 심장 박동기
심박동수가 40회 이하로 떨어지면 환자가 현기증을 느끼거나 실신할 수 있다. 이때 심장에 심장 박동기를 심어주면 정상적인 심박동수를 유지하고 실신을 예방할 수 있다. 이 배터리는 10년마다 교체한다. 수술은 전신마취를 하지 않는 안전한 수술이다.

전선도자

배터리

우심방

우심실

2장
빈맥(頻脈)

심장이 1분에 100번 이상 뛰는 것을 빈맥이라고 한다. 빈맥은 동빈맥, 심방세동, 발작성 빈맥으로 나뉜다. 동빈맥(洞頻脈)은 열이 있거나 운동을 할 때 나타나지만 긴장하거나 공포심이 있어도 나타나며 갑상선 항진증이 있어도 나타난다.

1. 심방세동(心房細動)

심방세동은 기외수축 다음으로 자주 보는 부정맥이다. 심방세동은 아무런 증상이 없을 수도 있다. 하지만 대부분의 환자는 가슴이 두근거리는 증상, 즉 심계항진(心悸亢進)을 느끼며 맥박이 빨라지면서 호흡곤란과 현기증, 무기력증이 올 수 있다.

심방세동이 발생하면 심장이 보통 1분에 100회 이상 뛰게 되며 맥박이 불규칙해지고 맥박의 강도 역시 계속 변한다. 심방세동은 50세 이전에는 드물게 나타나지만 60세 이상에서는 100명 중 1명에게 있으며, 70세 이상에서는 100명 중 5명에게서 있다. 정확한 진단은 심전도 검사를 해야 알 수 있다.

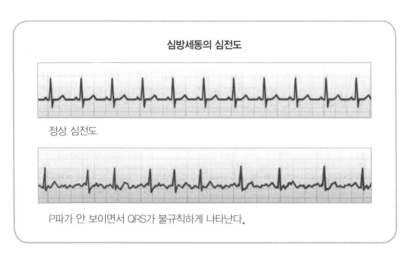

심방세동의 심전도

정상 심전도

P파가 안 보이면서 QRS가 불규칙하게 나타난다.

심방세동의 원인

심방세동은 심장판막증 같은 심장병이 있는 사람에게서도 나타나지만, 심장병이 없어도 갑상선 항진증과 과음을 하는 사람에게서도 나타난다. 술 1잔에 들어 있는 알코올은 약 12g이다. 술을 하루에 1잔에서 2잔 정도 소량으로 마시면 심방세동이 증가하지 않는다. 그러나 하루 3잔 이상 또는 1주일에 21잔 이상 마시면 심방세동이 증가한다(Framingham 연구). 과음 후에 심방세동이 나타나는 사람은 음주를 중단하거나 소량으로 마시면 심방세동을 예방할 수 있다.

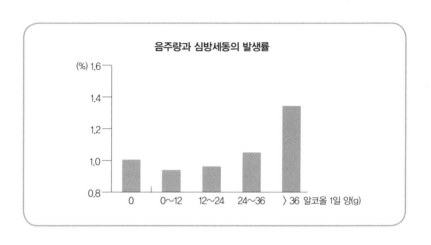

음주량과 심방세동의 발생률

심방세동의

치료　　　　　　　　　　　　심방세동이 생기면 심박동수가 빨라진

다. 그러나 진맥으로는 맥박수가 빠르지 않을 수 있다. 따라서 정확한 진

단을 위해서는 심전도 검사를 해야 하며, 우선적으로 심박동수를 줄여야

한다.

1) 심박동수의 감소

심방세동이 있는 사람은 가벼운 운동을 해도 심장이 150회 이상 뛴다.

이런 때는 심장의 부담을 줄이고 심장이 좀 더 효율적으로 뛰게 하기 위

해서 심박동수를 줄여줘야 한다. 심박동수를 줄일 수 있는 약에는 디곡

신, 베타차단제, 딜티아젬 등이 있다. 디곡신은 누운 상태에서는 맥박수

를 줄여주지만, 서 있거나 운동을 할 때는 심박동수를 감소시키는 효과

가 매우 약하다. 베타차단제는 고혈압, 협심증, 심근경색증에 많이 쓰는

약으로 고혈압이 있으면서 심방세동이 있는 경우 아주 좋은 선택이다.

2) 정상율동(律動)의 회복

심박동수가 정상으로 돌아오면 정상율동을 회복하기 위해 약물치료와 전기충격요법을 해볼 수 있다. 심방세동을 교정하기 위해 현재 사용되는 약은 푸로파페논(탐비코), 후렉케나이드(리드모놈), 소타롤, 아미오다론(코다론)이다. 저자가 선호하는 방법은 푸로파페논이나 후렉케나이드를 먼저 사용해보고 이것이 불충분하면 아미오다론을 사용하는 것이다.

심방세동의 경우 심장에 고압의 전기충격을 주면 많은 환자가 정상율동을 회복할 수 있다. 그러나 약 10분간의 마취가 필요하므로 병원에 입원을 해야 한다. 이 방법으로 약 80%의 환자가 정상율동을 회복할 수 있지만, 6개월 후에는 절반의 환자에게서 다시 심방세동이 재발하기 때문에 저자는 전기충격요법은 추천하지 않는다. 그 이유는 대부분의 환자들이 심방세동이 있어도 약만 잘 먹으면 증상 없이 무난히 살아갈 수 있기 때문이다.

3) 뇌졸중의 예방

심방세동이 지속되면 합병증으로 뇌졸중 발생률이 증가한다. 뇌졸중의 위험도는 환자의 연령, 심장질환의 유무, 뇌졸중의 과거병력 등에 따라 많이 다르다. 뇌졸중 발생률이 낮은 사람에서는 아스피린만 사용해도 되지만, 아스피린에 대한 알레르기나 아스피린으로 인한 위궤양 또는 심한 위염 증상이 있으면 피도그렐 같은 혈소판 억제제를 사용할 수 있다.

뇌졸중의 위험도가 높은 사람은 항응고제인 와파린(쿠파린)을 사용해야 한다. 이 약을 적정량을 복용하면 중풍을 예방하는 효과가 있지만 필요 이상으로 복용하면 출혈을 일으킬 위험이 있으며, 반대로 그 양이 부족하면 충분한 효과를 니디내지 못한다. 따라서 이 약을 복용하는 사람은 정기적으로 피검사를 해서 용량을 조절해야 한다.

평균적으로 하루에 필요한 와파린의 양은 3~5mg이다. 그러나 간이 나쁘거나 폭주로 간의 기능이 떨어지면 출혈의 위험성이 증가하기 때문에 이 약을 줄여야 한다. 또한 환자가 한약을 복용해 간에 무리가 오면 와파린을 줄여야 한다. 그리고 비타민K는 와파린의 약효를 떨어뜨리므로 비타민K가 들어 있는 종합비타민은 피해야 한다.

와파린은 좋은 중풍 예방제이기는 하지만 부작용의 가능성도 있고, 매달 또는 두 달에 한 번은 혈액검사를 해야 하는 등 까다로운 약이다. 그래서 저자는 심방세동이 있는 모든 환자에게 와파린을 권하지는 않는다. 단, 심방세동이 있으면서 다음과 같은 뇌졸중의 위험인자가 있는 사람은 와파린을 꾸준히 복용해야 한다.

- 과거에 뇌경색이 있었던 사람
- 심장판막증 특히 승모판 질환이 있는 사람
- 지난 1년간 심부전증이 있었던 사람
- 당뇨병이 있거나 70세 이상의 노인환자

• 담배를 피우는 사람

심방세동이 있어도 젊고 심장에 이상이 없는 사람은 와파린 대신 아스피린만 또는 아스피린과 크로피도그렐을 같이 사용할 수 있다. 와파린을 사용할 수 없는 사람은 심장판막에 이상이 없는 경우에 한해 최근에 나온 다비가트렌 같은 신약을 사용할 수 있다.

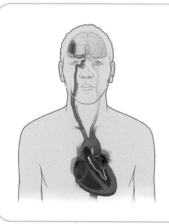

심방세동과 뇌경색(중풍)
심방세동이 오면 심방이 수축을 못하기 때문에 피가 심방 안에 고이게 된다. 특히 좌심방에 붙어 있는 작은 부속실에 혈액이 고이면서 혈전이 생길 수 있다. 이 혈전이 혈류를 따라 뇌로 올라가면 뇌경색이 발생한다.
이 혈전이 다른 동맥도 막을 수 있으며, 다리로 가면 발가락의 색이 변하면서 아파진다.

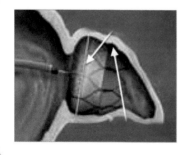

좌심방 부속실의 폐쇄
좌심방에는 작은 주머니 같은 부속실이 붙어 있는데 심방세동이 있으면 여기에서 혈전(血栓)이 잘 생기며, 이것이 떨어져나가면 중풍이 올 수 있다. 특히 승모판막 질환과 심방세동이 있는 환자가 항응고제를 잘 복용하는데도 뇌졸중이 발생하는 경우 이 방법으로 부속실을 막으면 뇌졸중을 예방할 수 있다.

4) 심방세동 카테터 절제술(切除術)

최근 한국의 여러 대학병원에서 심방세동 절제술을 하고 있다. 이 시술은 카테터를 사타구니의 대퇴정맥을 통해 좌심방으로 삽입하고 부정맥을 일으키는 부위를 찾아서 고주파 열로 지져준다. 이 방법으로 10명 중 9명에서 심방세동이 없어지지만, 3년 후에는 3명에서 심방세동이 재발한다.

현재 이 시술이 약물치료에 비해 심방세동을 감소시키는지를 알기 위해 대규모 연구가 진행 중인데 결과는 아직 발표되지 않았다. 국제심장학회는 약물치료를 해보고 증상이 호전되지 않는 경우에 이 시술을 하도록 권하고 있다.

저자가 치료하는 심방세동 환자 거의 모두가 약물치료로 정상적인 생활을 하고 있다. 저자는 이런 환자에게는 절제술을 권하지 않는다. 그리고 심방세동이 있어도 약물치료를 잘 받으면 뇌경색을 예방할 수 있기 때

심방세동 고주파 절제술

우심방

폐정맥

좌심방

© D.Klemm 09

2개의 카테터가 우심방을 통해 좌심방으로 들어가 있다. 하나는 부정맥을 일으키는 부위를 찾아주고 또 하나는 이 부위를 고주파로 지져준다. 약물치료를 했는데도 증상이 호전되지 않는 경우 이 시술로 증상이 호전될 수 있지만, 이 시술이 확실하게 중풍을 예방할 수 있는지는 아직 확실하지 않다. 그러므로 모든 환자가 이 시술을 받을 필요는 없다.

문에 모든 환자가 이 시술을 받아야 하는 것은 아니다.

심방세동 환자를 위한

저자의 조언 많은 심방세동 환자들이 병에 대해 지나치게 걱정하며 공포심에 시달리고 있다. 하지만 심장에 심각한 질환이 없다면 심방세동은 인명을 단축시키거나 심장에 큰 장애를 주지는 않는다. 저자가 치료하는 대부분의 심방세동 환자들은 이 부정맥이 발생한 지 10년 이상 되었지만 운동도 하면서 정상적으로 살고 있다.

심방세동이 없는 60세 이상의 노인 100명 중 한 명에게 뇌경색이 온다. 그러나 심방세동이 있으면 약 2명에서 뇌경색이 올 수 있다. 물론 약물치료를 잘하면 뇌경색의 예방이 가능하다.

2. 발작성 상심실성 빈맥

이 부정맥은 심장이 발작적으로 빨리 뛴다. 이 발작은 수분에서 길게는 수시간 동안 지속되는데, 만약 치료를 받지 않으면 하루 종일 지속될 수도 있다. 이때 심장은 1분에 160~220회를 규칙적으로 뛴다. 발작성 빈맥이 심방에서 발생하면 '상심실성 빈맥'이라고 하고, 심실 내에서 발생하면 '심실성 빈맥'이라고 한다.

상심실성 빈맥은 건강하고 비교적 젊은 층에서 잘 발생하지만, 심실성 빈맥은 심장질환 특히 심근경색증이나 심근증이 있는 환자에서 발생하며 더 심각한 병이다. 상심실성 빈맥의 심전도는 QRS파가 정상적으로 좁지만 십실성 빈맥은 QRS파가 넓은 것이 특징이다. 그리고 상심실성 빈맥은 심전도에 WPW 증후군이 있는 사람에서 잘 생긴다. 이런 환자는 부정맥이 없을 수도 있지만 빈맥이 생기면 십도자 절제술을 받는 것이 좋다.

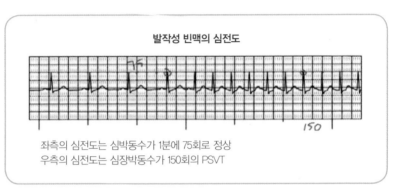

발작성 빈맥의 심전도

좌측의 심전도는 심박동수가 1분에 75회로 정상
우측의 심전도는 심장박동수가 150회의 PSVT

상심실성 빈맥의
예방과 치료

다음은 상심실성 빈맥이 생겼을 때 스스로 진정시킬 수 있는 방법이다.

- 누워서 휴식을 취한다. 누워서 다른 사람으로 하여금 양다리를 천장을 향해 올리게 한다.
- 누운 상태에서 기침을 강하게 여러 번 한다.
- 누운 자세에서 심호흡을 하거나 숨을 깊게 들이마시고, 심한 변비가 있을 때처럼 가슴에 힘을 주고 숨을 참았다가 호흡을 시작한다.
- 다른 사람으로 하여금 양쪽 눈을 아플 정도로 누르게 한다. 여러 방

법 중에 이것이 가장 효과적이지만 녹내장이 있는 사람은 위험할 수 있기 때문에 주의를 요한다.

- 턱 밑에 있는 경동맥을 강하게 마사지한다. 이 방법은 환자 스스로 할 수 있으며 교대로 한 쪽씩 마사지해준다. 단, 나이가 많고 경동맥 경화증이 있는 사람은 이 방법이 합병증을 유발할 수 있다.
- 얼굴을 아주 찬물에 담그면 발작성 빈맥이 중단되는 경우가 있다. 또는 타월을 얼음물에 담갔다가 이것을 얼굴에 덮어준 상태에서 이상의 방법을 시행하면 더 효과적이다.

위의 방법을 시도해봐도 부정맥이 정상으로 돌아오지 않는다면 병원을 찾아야 한다. 상심실성 빈맥은 주사제로 비교적 쉽게 중단시킬 수 있다.

상심실성 빈맥은 몇 달에 한 번 또는 한 달에 몇 번씩 다양하게 나타난다. 이 발작이 한 달에 한 번 정도 나타난다면 발작을 예방하기 위해 항 부정맥 약을 정기적으로 복용하는 것이 좋다. 하지만 이 발작이 1년에 한두 번 정도라면 약을 지속적으로 복용하기보다는 필요시에만 간헐적으로 복용할 수도 있다. 상심실성 빈맥을 예방하는 약은 베라파밀(1일 180~240mg)이지만 이것으로 예방이 안 되면 심방세동에서처럼 후렉케나이드(50~100mg, 1일 2회), 푸로파페논(150~300mg, 1일 2회)을 사용할 수 있다.

이런 약들은 대부분 발작을 예방할 수 있지만 완치는 불가능하다. 따라서 약물요법보다는 전기생리학적 검사를 이용해 부정맥을 일으키는 부위를 고주파로 지져주는 방법을 추천한다. 이 방법은 심방세동에 사용되는 절제술과 유사하지만 효과는 더 확실하다. 치료는 보통 3~4시간 정도 걸리지만 전신 마취는 하지 않으며, 이 시술을 받으면 거의 모든 환자가 완치된다.

3. 심실성 빈맥(心室性 頻脈)

심실성 빈맥은 드물게 심장병이 없는 비교적 건강한 사람에서도 나타나며 심한 운동을 하는 사람에서도 나타난다. 이런 환자는 베타차단제를 사용하면 예방이 가능하다. 하지만 심장병이 심한 환자에게서 발생하면 이것이 심실세동으로 이어지고 급사의 원인이 될 수 있기 때문에 심각한 부정맥이다. 심장병이 심한 사람에게서 발생하는 심실성 빈맥은 환자의 혈압을 떨어뜨리고 심한 현기증 또는 실신을 초래한다.

심실성 빈맥은 혈압이 정상이고 환자의 상태가 안전하면 정맥주사로 치료할 수 있다. 그러나 환자의 상태가 안 좋을 때는 환자에게 잠시 수면

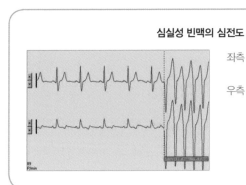

심실성 빈맥의 심전도

좌측 : 정상리듬 심박동수 74회,
혈압 145/82mmHg
우측 : 심실성 빈맥 심박동수 170회,
혈압 82/65mmHg

마취를 시키고 전기충격을 가하면 이 부정맥이 없어진다. 심장이 너무 빨리 뛰면 심장의 혈압이 심하게 떨어지고 졸도할 수도 있다. 그러므로 이런 환자는 급히 응급실에서 치료를 받아야 한다.

4. 심실세동(心室細動)

심실세동은 심장마비를 의미한다. 심실세동이 오면 혈액순환이 중단되고 혈압이 측정할 수 없을 정도로 떨어지며 환자는 의식을 잃고 쓰러진다. 3~4분 이내에 치료를 못하면 환자는 뇌사 상태에 빠지게 된다. 따라서 환자가 의식을 잃으면 우선 구급차를 요청하고 구급차가 도착할 때까지 심폐소생술을 해야 한다. 구급차가 도착하면 고압의 전기충격을 사용해 심실세동을 없앨 수 있다.

모든 성인이 심폐소생술을 배울 필요가 있으며, 특히 심장병이 있는 가족이 있다면 이 방법을 습득하는 것이 좋다.

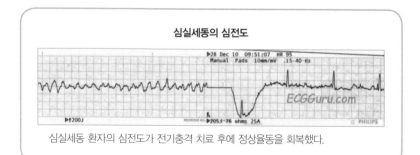

심실세동 환자의 심전도가 전기충격 치료 후에 정상율동을 회복했다.

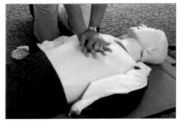
심폐소생술

가슴을 압박해 심장에서 피가 나오도록 한다.

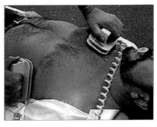
심실세동을 제거하는 전기충격 치료

심장에 고압의 전기충격을 주면 심장이 정상율동을 회복할 수 있다.

자동 체내 심실제세동기

(AICD)　　　　　　　　　심장에서 심실성 빈맥이나 심실세동이 발생할 때 이것을 자동적으로 제거하는 기계를 제세동기라고 한다. 체내 심실제세동기 수술법은 비교적 최근에 국내에 도입된 기술이며, 심장마비(심실세동)에서 소생한 환자나 심실성 빈맥이 있으면서 의식을 잃은 경험이 있는 사람을 위한 치료방법이다. 급사가 발생할 때 심실세동으로 사망하게 되는데 이때 심장을 정상적으로 뛰게 해서 생명을 구할 수 있다. 이 기계는 환자의 심전도를 계속 추적하면서 심장세동이 발생하거나 심실성 빈맥으로 심장이 160회 이상 박동하면 자동적으로 심장에 전기충격을 가해 심장을 정상적으로 뛰게 한다.

만성 심근경색증이나 심근증 환자 중에 심장 기능이 많이 저하된 상태에서 심실성 빈맥이나 심실세동이 발생했는데 다행히 소생한 사람은 약물치료를 해도 재발할 우려가 매우 높기 때문에 심실세동 제거기 치료대

94

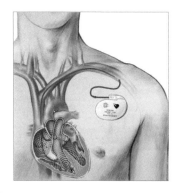

자동 체내 심실제세동기(AICD)

자동 체내 심실제세동기(AICD-Automatic Implantable Cardioverter Defibrillator)는 배터리와 2개의 전선 도자를 사용해서 지속적으로 환자의 심전도를 추적한다. 심실성 빈맥이나 심실세동이 발생하면 30초 후에 심장에 전기충격을 가해서 정상율동을 회복시킨다.

상이 될 수 있다. 심실세동 제거기 수술은 인공 심장 박동기와 유사하지만 배터리는 더 크고 2년 후에 교체해야 한다.

심실세동 제거기는 심장마비가 확인되면 약 30초간 기다렸다가 고압으로 심장에 전기충격을 준다. 이것은 심실세동을 제거하고 심장을 정상적으로 뛰게 한다. 이것이야말로 죽은 사람을 다시 살리는 치료방법이라고 할 수 있다.

5. 졸도(실신)하는 사람들

혈관미주신경성

실신(失神)　　　　　　　　실신이란 정신을 잃는다는 뜻이다. 건강한 사람이 일시적으로 의식을 잃었다가 곧 회복하는 것을 '혈관미주 실

신'이라고 한다. 건강한 사람이 운동장에서 조회를 하기 위해 오랫동안
서 있다가 쓰러지거나 주사를 맞다가 쓰러진 후 곧 의식을 회복하면 혈관
미주신경 실신의 가능성이 매우 높다. 이런 현상은 끔찍한 장면을 목격하
거나 통증을 느낄 때도 발생할 수 있는데, 이것은 신경성으로 혈압과 심
박동수가 일시적으로 감소하기 때문이다.

간질과 뇌혈관 질환에 의한

실신

실신의 또 다른 원인은 간질과 뇌혈관
질환이다. 간질은 뇌 속에서 이상전파가 발생하면서 의식을 잃게 하는 뇌
의 병이다. 심장병으로 인한 실신은 의식을 회복하면 즉시 완전히 정상
으로 돌아오는 것이 특징이지만, 간질이나 뇌혈관 질환으로 실신하는 사
람은 의식을 회복한 후에도 의식이 혼미한 상태가 지속된다. 간질환자는
발작이 있을 때 혀를 깨물고 대소변을 보거나 사지에 경직성 움직임을 보
이는데 이런 현상은 심장질환(심차단)으로 인한 실신에서도 발생할 수 있
기 때문에 이 증상만으로는 확실히 감별할 수 없다.

뇌혈관 질환(일과성 뇌허혈증)도 실신으로 나타날 수 있다. 이것은 뇌졸
중(중풍)의 시초 또는 경고 현상이라고 할 수 있는데 경동맥에 동맥경화
증이 심하거나 심장과 뇌혈관에 이상이 있는 사람에게서 발생할 수 있
다. 이런 환자는 실신 외에도 일시적 감각 이상 또는 운동장애와 시력장
애를 동반한다. 일과성 뇌허혈증은 주로 노년층에서 발생하며 특히 고혈
압, 흡연, 당뇨병 같은 위험인자가 있는 사람에게서 나타난다. 이런 증상

이 있으면 전문의와 상담하여 경동맥 초음파 검사, 뇌혈류 검사, 심장 검사, 뇌파 검사, 뇌 MRI 같은 검사를 받아보는 것이 좋다.

기립(起立)성 저혈압과

실신

누운 상태에서 갑자기 일어서면 순간적으로 혈압이 다소 떨어진다. 그러나 이러한 현상은 곧 교정되고 1분 이내에 정상혈압을 회복한다. 기립 후 혈압이 20mmHg 이상 떨어지는 것을 '기립성 저혈압'이라고 한다. 기립할 때 최고혈압이 80~90mmHg 이하로 떨어지면 현기증을 느낄 수 있으며, 이것이 70~80mmHg 이하로 떨어지면 실신이 올 수도 있다.

기립성 실신의 원인

- 심한 탈수 상태에서 발생한다. 탈수는 순환하는 혈액의 양을 감소시키기 때문이다.
- 과음 때문이다. 술은 혈관을 확장시키므로 일어설 때 많은 양의 혈액이 하지로 몰려 혈압이 떨어질 수 있다.
- 약물 특히 고혈압 약으로 인해 발생한다. 고혈압 약이 혈압을 지나치게 떨어뜨릴 수 있으며, 혈압 약 중에서도 강력한 혈관확장제는 기립 시 저혈압의 원인이 될 수 있다. 니트로글리세린도 기립시 많은 양의 피를 하지로 집중시켜 혈압을 떨어뜨리고 실신을 유발할 수 있다.
- 자율신경계의 이상, 즉 교감신경과 부교감신경계의 불균형으로 인

해 발생할 수 있다.

• 장기간 누워 있으면 발생한다. 수일 또는 1주일 이상 누워 있으면 자율 신경이 기능을 상실하여 일어설 때 혈압이 지나치게 떨어질 수 있다.

심장병으로 인한 실신

여러 가지 심장병이 실신을 일으킬 수 있다.

• 심실성 빈맥

• 동결절 증후군

• 심차단

• 심장판막증과 심근증

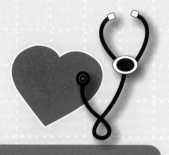

제**3**부 심장판막증과 심부전증

1장
심장판막증

　우리의 심장 안에는 4개의 판막이 있다. 판막은 마치 문처럼 열렸다 닫혔다 한다. 판막이 좁아지면 협착증이 오고, 잘 닫히지 않으면 폐쇄부전증이 온다.

　다음 그림에서 보는 바와 같이 삼첨판(三尖瓣) 판막과 폐동맥 판막은 심장의 우측에 위치하고 있으며 정맥혈액을 통하게 하는 반면, 승모판 판막과 대동맥 판막은 좌측의 심장에 위치하며 동맥혈액을 통과시킨다. 심장의 판막은 문과 같은 역할을 해서 이것이 열리면 혈액이 심장으로 들어오게 하지만 닫히면 피가 다시 나가지 못하게 한다. 심장의 판막이 좁아지는 것을 협착증(狹窄症)이라고 하고, 피가 역류하는 것을 폐쇄부전증이라고 한다.

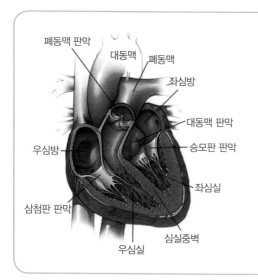

폐동맥 판막
대동맥
폐동맥
좌심방
대동맥 판막
승모판 판막
우심방
좌심실
삼첨판 판막
심실중벽
우심실

4개의 심장판막

전신에서 피가 심장으로 돌아오면 우심방으로 모이는데 여기서 피가 삼첨판 판막을 통해 우심실로 들어가며, 여기서부터 폐동맥 판막을 통해 폐로 들어간다. 폐를 지나면서 산소를 공급받은 후 좌심방으로 모이고 여기서부터 승모판 판막을 통해 좌심실로 들어가며, 다시 대동맥 판막을 통해 전신으로 피가 흐르게 된다.

1. 삼첨판막 질환과 폐동맥 판막 질환

삼첨판막은 3개의 소엽(小葉)으로 되어 있으며 이 판막이 역류하면 다리가 붓고 심부전증이 온다. 이런 현상은 승모판막에 협착이 오거나 폐동맥에 고혈압이 생겨서 발생한다. 이런 환자는 간에 부종이 오며 음식을 조금만 먹어도 팽만감을 느끼고 소화불량과 식욕부진이 발생하기 쉽다. 이 현상이 더 악화되면 복수가 생길 수 있다.

삼첨판 판막 질환은 그 원인을 찾아서 치료해야 한다. 승모판 판막에 질환이 있고 삼첨판 판막에 심한 폐쇄부전증이 있으면 승모판과 삼첨판 판막을 동시에 수술하게 된다. 부종이 있거나 간이 커져 있을 때 이뇨제를 사용하면 증상이 많이 호전될 수 있다.

2. 승모판막 협착증과 폐쇄부전증

폐동맥을 통과한 정맥혈액은 폐를 통과하면서 산소를 공급받고 좌심방으로 모이게 되며, 그 후 승모판 판막을 통해 좌심실로 들어간다. 이 판막은 2개의 소엽으로 형성되어 있는데 그 모양이 스님의 모자와 유사하다 하여 '승모판 판막'이라 불린다. 승모판 판막에 류머티스열 때문에 협착증(狹窄症)이나 부전증(不全症)이 올 수 있으며, 퇴행성이나 척삭의 파열로 판막이 이탈해 부전증이 올 수 있다. 승모판막의 진단은 심장 초음파 검사로 할 수 있다.

승모판막

협착증　　　　　　　심장판막 협착증은 소년 시대에 생기는 류머티스열의 후유증으로 나타나지만 아주 서서히 악화되어 30~40대에서 증상이 나타난다. 승모판 협착증의 주요 증상은 호흡곤란이다. 처음에는 등산 등 심한 운동을 할 때만 증상이 나타나지만 병이 진행되면서 계단을 오르거나 보행 등 가벼운 운동만으로도 호흡곤란이 온다. 이런 증상은 여러 해 동안 서서히 진행되기 때문에 정상이라고 생각하기 쉽다.

협착증이 심해지면 심부전증이 발생하고 휴식 상태에서도 호흡곤란이 나타나며 야간에 잠을 자다가 호흡곤란으로 잠을 깨게 된다. 이때 누워서 숨을 쉬기가 어려워지며 앉은 자세에서 숨을 쉬는 좌호흡이 생긴다.

또 다른 합병증은 심방세동과 심내막염이다. 처음에는 심방세동이 몇

분 또는 몇 시간마다 간헐적으로 발생하지만 시간이 지나면서 점차로 고정된 심방세동이 생긴다. 이 경우 합병증으로 뇌경색이 올 수 있으며, 이런 환자는 와파린 같은 혈액 항응고제를 복용해야 한다.

승모판막 질환의
수술적 치료

승모판 질환 환자에게 있어서 약물치료는 증상을 어느 정도 호전시킬 수 있으나 근본적 치료는 불가능하다. 따라서 환자가 심한 운동과 과로를 피하고 약물치료를 받는데도 증상이 호전되지 않고 일상생활에 많은 불편을 느낀다면 수술요법을 고려해야 한다.

승모판 판막이 심하게 좁아져 있으면서 폐쇄부전증이 없거나 경미할 때는 풍선도자를 이용해 이 판막을 열어줄 수 있다. 이 시술방법은 가슴을 열지 않고 피부와 정맥을 통해서 하는데, 풍선도자를 승모판 판막에 정착시키고 액체를 집어넣어 압력으로 판막을 열어주는 것이다. 비교적 안전하고 간편한 수술방법이기는 하지만 승모판이 섬유질과 칼슘으로 굳어져 있을 때는 좋은 결과를 얻지 못할 수 있으며, 승모판에 부전증을 유발할 수도 있다. 또 다른 단점은 이 시술을 시행하고 약 5년 이상 지나면 협착이 재발하여 재시술을 요할 수 있다는 점이다.

판막의 협착증이 심하지만 풍선도자 시술법이 불가능하거나 판막에 폐쇄부전증이 있을 때는 판막을 교체하는 수술을 해야 한다. 이 수술은 가슴과 심장을 열고 하는 수술로 비교적 대수술이며, 100명 중 2~3명은 사망이나 중풍 같은 심각한 부작용이 올 수 있다.

저자의 오랜 경험에 의하면 승모판 판막 교체수술을 너무 일찍 하는 것은 바람직하지 않다. 증상이 경미한 사람은 수술을 해도 별 호전을 느낄 수 없으며, 수술 후에도 중풍을 예방하기 위해 와파린 같은 항응고제를 계속 복용해야 하기 때문이다.

승모판 판막 교체술을 한 때 인공판막(금속)과 돼지에서 얻은 조직판막을 선택할 수 있다. 인공판막은 견고하며 20년 이상의 수명을 기대할 수 있으나 계속 항응고제를 사용해야 하는 단점이 있다. 반면 조직판막은 항응고제를 사용하지 않아도 되는 장점은 있으나 약 8~10년 후에는 재수술을 해야 하는 경우가 많다. 따라서 조직판막은 70세 이상의 노인에게 사용하는 것이 바람직하다.

3. 대동맥 판막 협착증과 폐쇄부전증

좌심실이 수축하면서 혈액은 대동맥 판막을 통해서 전신으로 공급된다. 대동맥 판막은 선천적으로 협착되거나 폐쇄부전이 올 수 있다. 정상인의 대동맥 판막은 3개의 소엽으로 형성되어 있으나, 선천적으로 2개의 소엽으로 된 판막이 있을 수 있다. 이런 경우 40~50대가 되면서 대동맥 판막이 협착되기도 하고 심하게 역류하기도 한다. 이런 환자는 대동맥 판막에 많은 칼슘이 축적되며 정확한 진단은 심장초음파로 해야 한다. 승모판 판막에서와 같이 류머티스열의 후유증으로 대동맥 판막에도 협착증과 폐쇄부전증이 올 수 있다.

류머티스열은 대개 10대에 발생하는데, 이 염증에 대한 이상 반응으로 병이 서서히 진행되어 50대 이후에 처음 문제가 되는 것이 보통이다. 또다른 대동맥 판막 협착증의 원인으로는 노인에게 발생하는 퇴행성 변화가 있는데 이것이 대동맥 판막을 굳어지게 해서 협착증이 올 수 있다. 대동맥 판막 협착증이 심해지면 환자는 운동시에 호흡곤란이 오고 더 악화되면서 운동시 흉통, 즉 협심증 증상이 발생하고 실신할 수도 있다. 대동맥 판막 협착증이 심한 환자에게 협심증이나 실신은 특히 위험한 증상이므로 이런 증상이 발생하면 수술을 받는 것이 좋다.

대동맥 판막 협착증 환자의 가슴 방사선 사진을 찍어보면 좌심실과 대동맥이 커져 있는 것을 볼 수 있으며, 심전도에도 좌심실 비대증의 소견이 보인다. 더 정확한 진단은 심장초음파 검사로 할 수 있다. 정상인은 대동맥 판막의 크기가 4cm² 정도인데 이것이 0.8~0.9cm² 이하로 감소하면 심한 대동맥 판막 협착증이라 할 수 있다. 이때 호흡곤란, 흉통 또는 실신을 하는 환자는 대동맥 판막 교체수술을 받아야 한다. 그러나 아무 증상 없이 정상적인 생활을 할 수 있다면 곧 수술을 해야 하는 것은 아니며 약물치료를 하면서 결과를 관찰할 수도 있다. 다만 예외적으로 아무 증상이 없더라도 대동맥 판막이 0.7~0.8cm² 이하로 좁아져 있을 경우에는 80세 이상의 고령 등 특별한 사유가 없다면 수술을 받는 것이 좋다.

선천적으로 대동맥이 2개의 소엽으로 형성되어 있거나 염증으로 인해 판막에 손상이 생기면 폐쇄부전증이 발생하여 피가 대동맥으로부터 좌심실로 역류하는 현상이 발생한다. 이런 폐쇄부전증을 보상하기 위해 좌

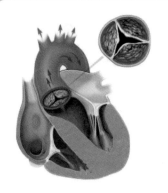

대동맥 판막의 그림

대동맥 판막은 심장이 수축할 때는 마치 문처럼 열리고 이완할 때는 닫힌다. 류머티스 열병으로 염증이 생겨서 좁아질 수 있는데, 이것을 협착증(狹窄症)이라고 한다. 판막이 닫히지 않으면 피가 역류하는 폐쇄부전증이다.

심실은 서서히 커지며 궁극적으로 기능이 저하되고 드디어는 심부전증을 발생시키게 된다. 승모판 질환이나 대동맥 판막 협착증 환자는 호흡곤란 등의 증상이 쉽게 나타나지만, 대동맥 판막 폐쇄부전증 환자는 거의 말기에 도달할 때까지는 아무 증상이 없는 것이 특징이다.

대동맥 판막 폐쇄부전증이 심해지면 심장으로부터 많은 양의 피가 나오기 때문에 최고혈압이 상승한다. 반면 피가 대동맥으로부터 좌심실로 빠져나가기 때문에 최저혈압은 40에서 50으로 떨어지게 되며, 최고혈압과 최저혈압의 차이(맥박)가 증가한다. 심장초음파 검사를 하면 좌심실이 커져 있으며 피가 대동맥을 통해 역류하는 것을 볼 수 있다.

대동맥 판막 폐쇄부전증이 있으면서 좌심실이 확실히 커져 있다면 증상이 없더라도 약물치료를 시작하는 것이 좋다. 고혈압 치료제인 칼슘 길차단제나 안지오텐신 억제제 같은 혈관 확장제를 사용하면 좌심실의 부담을 감소시키고 좌심실로 역류하는 피의 양도 감소시킬 수 있다. 이런 약을 장기간 복용하면 병의 악화를 예방하고 수술시기를 지연시킬 수 있다는 연구결과도 있다.

대동맥 판막 폐쇄부전증이 악화되면서 심장은 더 커지며 드디어는 좌심실 기능이 저하되기 시작한다. 이런 환자는 좌심실이 커져 있고 기능이 나빠지면 증상이 없어도 대동맥 판막 교체수술을 받는 것이 좋다.

2장
심부전증

1. 심부전증의 증상

거의 모든 심장병이 악화되면 결국에는 심부전증(心不全症)이 발생한다. 심부전증의 원인은 크게 두 가지로 볼 수 있는데 하나는 승모판 협착증이나 폐쇄부전증 같은 판막 질환이고, 또 하나는 심근경색증이나 심근증(心筋症) 같이 심장근육의 수축 기능이 약해지는 것이다. 심부전증의 증상을 나타나는 순서대로 나열하면 다음과 같다.

- 운동시 호흡곤란과 무기력증
- 목과 하지의 부종 : 좌심실의 심부전증이 악화되면 이것이 우심실에 부담이 되어 우심실에도 심부전이 발생한다. 이때 우심실로 돌아오는 혈액을 충분히 방출하지 못하면 발목에 부종이 생기고 간 속의 정

맥도 늘어나서 간이 커진다. 이때 간이 있는 우측의 상 복부를 누르면 아파진다. 이런 사람은 소화기 기능도 나빠지기 때문에 소화불량, 복부팽만감, 구역질 등이 올 수 있다. 이것이 더 심해지면 간의 이상으로 황달이 오거나 복수가 차기 시작한다.

• 빈맥 : 맥박이 휴식 상태에서도 1분에 90~100회 이상으로 증가한다. 심장근육이 약해지면서 심박출량이 감소하기 때문에 이것을 보상하기 위해 교감신경이 활성화되면서 심장을 더 빨리 뛰게 한다.

• 발한 : 심장을 더 강하게 뛰게 하기 위해서 교감신경이 자극을 받고 이것이 땀을 많이 흘리게 한다.

• 휴식시 호흡곤란과 야간의 호흡곤란 : 심부전증이 악화되면서 누워서는 호흡이 어려워지기 때문에 앉아서 호흡을 하게 된다. 심부전이 생기면 좌측의 심장이 폐에서 들어오는 피를 모두 박출할 수 없기 때문에 폐에 피가 고이게 되며, 이것이 폐에 수분을 고이게 하여

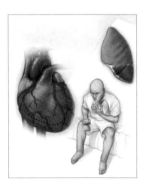

심부전증의 원인과 증상
– **심부전증의 원인** : 심장판막증, 심근경색증, 고혈압성 심장병, 심방세동, 심근증
– **심부전증의 증상** : 호흡곤란, 기침, 빈맥, 발한, 앉아서 숨을 쉰다, 발목의 부종

폐부종이 생기는데 이것을 울혈성 심부전증이라고 한다. 이 폐부종은 누운 상태에서는 호흡곤란을 악화시키지만 앉거나 서면 이 부종이 폐의 하부로 모이고 상부에는 울혈이 없어지기 때문에 호흡이 용이해진다.

2. 심부전증의 원인

로마시대에 모든 도로가 로마로 향했다면 모든 심장병은 심부전증으로 진행한다고 볼 수 있다. 거의 모든 심장병은 치료를 안 하고 방치하면 환자가 사망하거나 아니면 심부전증이 발생한다. 비교적 자주 보는 심부전증의 원인은 다음과 같다.

- 승모판 협착증과 폐쇄부전증
- 고혈압성 심장병 : 고혈압을 치료하지 않고 방치하면 심부전증이 생길 수 있다.
- 심한 심근경색증
- 심장근육의 기능이 약해져서 생기는 확장성 심근증 : 대부분의 확장성 심근증은 그 원인을 알 수 없으나 대체로 바이러스 감염으로 심장근육에 염증이 생기는 것이 원인으로 알려져 있다. 그러나 장기간의 폭주와 갑상선기능 항진증도 심부전증을 발생시킬 수 있다.
- 심방세동 같은 부정맥

• 대동맥 판막 질환 : 대동맥 판막 협착증과 폐쇄부전증을 치료하지 않
  고 방치하면 심부전증이 발생한다.
• 알코올성 심부전증 : 장기간 과음을 하면 심부전증이 올 수 있다. 이
  런 사람은 술을 끊으면 심장이 좋아진다.

3. 심부전증의 진단

심부전증의 증상을 자세히 살펴보면 진단이 가능하다. 심부증이 오면
호흡곤란이 오고 맥박이 빨라지고 땀을 많이 흘린다. 가슴 X-선 검사에
서 심장이 커져 있고 폐의 부종을 볼 수 있다. 심전도에는 심부전증의 특
이 소견은 없으나 좌심실 비대, 심근경색증, 심방세동 등 다양한 이상소
견을 볼 수 있다.

심부전증의 진단에 가장 중요한 검사는 심장초음파 검사이다. 심장초
음파로 심방과 심실이 커져 있으며 좌심실의 수축 기능이 약해져서 60%
이상이 정상인 박출량이 40% 이하로 감소한다. 박출량이 30% 이하로 떨
어지면 거의 예외 없이 심부전증이 발생하며, 20% 이하로 떨어지면 심부
전증이 심각하고 환자의 예후도 나쁘다는 것을 의미한다.

심부전증의 가슴 X-선 사진

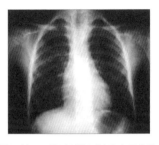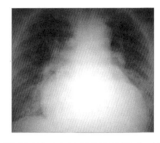

좌측 가슴 X-선 사진은 정상이다. 우측은 심부전 환자의 가슴 X-선으로 이 환자는 심장이 많이 커져 있으며 양쪽 폐에 물이 고여 있다.

4. 심부전증의 약물치료

과거 15년 동안 심장병 치료방법은 많이 발전했다. 그중에서도 특히 확장성 심근증과 심부전증의 약물치료 방법이 많이 좋아졌으며, 많은 심부전증 환자들이 더 편하게 또한 더 오래 살 수 있게 되었다. 예를 들면 15년 전에는 베타차단제와 알닥톤이 심부전증 환자에게 전혀 사용되지 않았으나 근래의 연구결과 이 약들은 각각 심부전증 사망률을 25~30% 감소시키는 것으로 밝혀졌으며 없어서는 안 될 약이 되었다. 심부전증에 쓰이는 약들을 간단히 정리해보면 다음과 같다.

1) 이뇨제
심부전증 환자가 호흡곤란을 느끼는 것은 폐에 수분이 고이는 울혈현상 때문이다. 이때 휴로세마이드, 토르세마이드, 다이크로짓드 같은 이 뇨제를 사용하면 소변이 많이 나오면서 폐에 고여 있는 수분이 빠져나와 서 하루나 이틀 사이에 호흡곤란이 많이 개선된다. 아울러 야간 호흡곤란 과 앉아서 숨을 쉬는 좌위 호흡도 없어진다.

환자의 상태가 좋아지더라도 대부분의 심부전증 환자는 이뇨제를 소량 으로 장기간 복용해야 한다. 이뇨제를 대량으로 장기간 복용하면 부작용 이 발생할 수 있다. 특히 이뇨제는 칼륨을 소변으로 배설시키기 때문에 장기적 사용은 칼륨 결핍증을 유발할 수 있고 심한 무기력증이 나타날 수 있으며 남성은 발기부전증이 올 수 있다.

하지만 칼륨 결핍증은 예방이 가능하다. 오렌지주스나 바나나 같은 과 일에는 다량의 칼륨이 포함되어 있으므로 이뇨제를 장기간 복용하는 사 람은 오렌지주스를 하루 1~2잔 마시고 바나나를 하루에 1개 정도 먹도 록 권한다. 물론 칼륨을 약으로 보충할 수도 있지만 위장장애를 동반할 수 있으며 다른 대책도 얼마든지 있기 때문에 저자는 칼륨을 약으로 처 방하지는 않는다.

이뇨제 중에는 아미로라이드나 알닥톤 같이 칼륨을 배설시키지 않는 약도 있다. 심부전증 환자는 에이스 억제제를 복용해야 하는데 이 약은 칼륨의 배설을 억제하는 효과가 있으므로 이뇨제를 소량으로 사용하고 에이스 억제제를 같이 복용한다면 칼륨 결핍증은 문제가 되지 않는다.

2) 디곡신

이 약은 영국에서 발견된 지 150년이 넘는 최초의 강심제이다. 과거에는 심부전증 환자에게 이뇨제 다음으로 중요한 약이었지만 그 후 더 효과적인 약들이 많이 개발되어 요즘에는 필수적인 약은 아니다.

이 약은 심부전증 환자의 증상을 호전시키는 데는 다소 도움이 되지만 사망률을 감소시키지는 못한다. 그러나 심방세동이 있으면서 심장이 너무 빨리 뛰면 이 약을 먹어야 한다. 다만 이 약을 너무 많이 복용하면 치명적인 부정맥이 발생할 수 있다.

또 하나의 주의사항은 신장(콩팥)의 기능이 나쁜 사람의 경우에는 이 약이 부작용을 일으킬 수 있기 때문에 가급적 용량을 줄여서 먹어야 한다는 점이다. 그래서 저자는 신장이 안 좋은 사람에게는 이 약을 처방하지 않는다.

3) 에이스 억제제와 안지오텐신 차단제

이 약들은 처음에는 고혈압 치료제로 등장했지만 지금은 혈압이 정상이라도 심부전증 환자의 증상을 호전시키고 사망률을 25~30% 감소시킬 수 있는 필수적인 약이 되었다. 심부전증이 발생하면 이에 대한 방어작용으로 교감신경이 활성화되고 안지오텐신이라는 호르몬이 증가하는데, 이 호르몬의 증가는 혈관을 수축시키고 동백경화증을 유발해 병을 악화시킬 수 있다.

에이스 억제제는 안지오텐신의 생산을 억제시키고, 안지오텐신 차단제는 안지오텐신 수용체를 차단함으로써 이 물질이 세포에 작용하지 못하도록 한다. 이 약들은 혈압을 떨어뜨리기 때문에 최고혈압이 100 이하로 떨어질 수 있다.

그러나 저혈압으로 인한 증상, 즉 현기증, 무기력증, 졸도현상이 없다면 저혈압이 있더라도 이 약을 꾸준히 복용하는 것이 좋다. 심부전증 환자가 이 약을 꾸준히 복용하면 심장 기능이 호전되면서 혈압도 서서히 정상으로 올라갈 수 있다.

4) 베타차단제

이 약도 심부전증 환자에게 필수적인 약 중 하나이다. 그러나 아직까지도 많은 의사들이 부작용을 염려하여 심부전증 환자에게 이 약을 처방하지 않고 있다. 혹시 심부전증으로 치료받고 있는 독자라면 이 약을 복용하고 있는지 확인해볼 필요가 있다.

이 약의 부작용은 서맥, 저혈압, 무기력증이지만 심부전증 환자에게 어느 정도의 서맥과 저혈압은 심장의 부담을 덜어주는 좋은 현상이다. 저자는 심부전증 환자에게 가장 좋은 맥박은 1분에 50 정도이며, 최고혈압은 100~110 정도라고 생각한다. 만일 환자가 현기증이나 저혈압의 증상이 없다면 맥박과 최고혈압이 50과 100 이하라도 이 약을 계속 복용하는 것이 좋다.

한 가지 유의해야 할 사항은 심부전증 환자 특히 특발성 심근증 환자는 심장 기능의 저하 때문에 혈압이 낮고 무기력증도 있다. 이때는 베타차단제와 에이스 억제제를 소량으로 조심스럽게 시작하고 점차적으로 양을 늘려야 한다.

5) 알도스테론 억제제

1999년에 심부전증 환자에게 또 하나의 명약 알다톤(알도스테론 차단제)이 등장했다. 이 약은 40년 전에 칼륨을 보전하는 약한 이뇨제로 개발되었는데, 이 오래된 약이 심부전증 치료제로 새롭게 등장한 것이다.

알도스테론은 일종의 호르몬으로서 염분을 보존하고 혈액의 양을 정상으로 유지시켜주며 혈압을 상승시키는 물질이다. 그런데 심부전증 환자에게 알도스테론이 필요 이상으로 생성되면 심장에 부담을 주게 된다. 이때 알도스테론 수용체를 차단시키면 알도스테론의 작용을 둔화시키고 결과적으로 심부전증이 된다.

이 약의 부작용은 심각하지는 않지만 남성의 유방을 크게 하고 유두에 통증을 느낄 수 있다. 이런 증상은 건강에 해로운 것은 아니므로 약을 계속해서 사용하는 것이 좋다. 또 하나의 부작용은 남성의 성욕을 감퇴시킬 수 있다는 것이다.

5. 심장이식 수술에 대하여

확장성 심근증이나 심부전증 환자에게 약물치료를 제대로 하는데도 불구하고 환자의 상태가 더욱 악화되어 1년 이상 살기가 불가능하다고 판정되면 심장이식 수술을 받을 수 있다. 심장이식은 자기의 심장을 떼어내고 대신 다른 사람의 심장을 이식해야 하는 대수술이며, 심장을 기증할 수 있는 뇌사자가 나타나야만 수술을 할 수 있다.

선천성 심장병이 있는 사람은 간혹 폐의 동맥에 심각한 문제가 발생하여 심한 폐동맥 고혈압이 발생할 수 있으며, 아주 드물게 원인 불명의 폐동맥 고혈압이 발생할 수 있다. 이런 환자의 상태가 극도로 악화되면 약물치료가 불가능해지며 폐와 심장이식 수술을 같이 받을 수도 있다.

다른 사람의 심장과 폐를 이식하면 거부반응이 발생할 수 있다. 이런 거부반응을 예방하기 위해 여러 가지 약을 투여받게 되는데 이 약들은 면역기능을 저하시켜 세균, 바이러스 또는 곰팡이 같은 균의 간염으로 심각한 합병증이 발생할 수 있다. 심장이식 수술을 받으면 30일 이내에 100명 중 5명이 사망할 수 있으며, 약 5년 후에는 100명 중 약 25명이 사망할 수 있다.

심장이식 수술은 모든 심장 수술 가운데 가장 어렵기 때문에 마지막으로 하는 치료방법이다. 환자가 심부전증으로 인해 더 이상 살 수 없게 되었을 때에는 심장이식 수술이 생명을 구할 수 있는 최후의 획기적인 수술요법이다.

반면 심장이식 수술은 수술 후 관리가 매우 까다롭고, 환자는 계속적으로 병원 치료를 받아야 하며 막대한 경비가 드는 치료법이다. 그러므로 가능하면 약물치료를 3~6개월간 잘 해보고 최후의 수단으로 이식 수술을 선택하는 것이 좋을 것이다.

현재 저자에게 치료를 받고 있는 환자 중에는 대학병원에서 심장이식 수술을 받으라는 권고를 받고 저자를 찾아왔지만 수년간 약물치료를 받으면서 큰 지장 없이 생활하는 환자도 여럿 있다. 이미 언급한 바와 같이 심부전증에 대한 약물치료도 많이 발전하여 이제는 많은 환자들이 심장이식 대신 약물로 치료를 받을 수 있게 되었다.

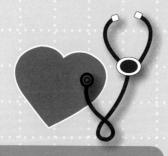

제 4 부

관상동맥질환의 예방

1장
심장의 적, 담배

흡연은 건강의 적 제1호라고 할 수 있다. 흡연은 심장병뿐만 아니라 각종 암을 유발하여 생명을 단축시킨다. 또한 폐와 기관지를 손상시켜 호흡곤란과 만성기침을 유발하는 등 삶의 질을 떨어뜨리고, 남녀 모두에서 심근경색증 발생률을 2~3배로 증가시키며, 특히 임신 여성에게는 매우 위험하다.

금연자에 비해 담배를 1일 15~24개비 피우는 사람에게서 심근경색증 발생률이 2~3배 증가한다. 뿐만 아니라 흡연은 폐암, 후두암, 식도암 등 각종 암을 유발하고 암 사망률을 증가시킨다.

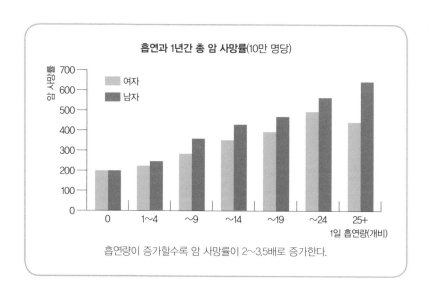

흡연과 1년간 총 암 사망률(10만 명당)

흡연량이 증가할수록 암 사망률이 2~3.5배로 증가한다.

각종 암과

만성 호흡기 질환 유발   많은 흡연자들은 담배가 몸에 해롭다는 사실을 잘 알면서도 끊지 못하고 있다. 금연을 위해서는 무엇보다도 강한 의지가 필수적이다. 하지만 그밖에도 도움이 되는 치료방법도 있다. 금연을 위해 침을 맞는 사람도 있는데 여러 연구에 따르면 침은 도움이 되지 않는다고 한다. 니코틴 패치와 금연 껌은 효과가 있는 것으로 보도되고 있다.

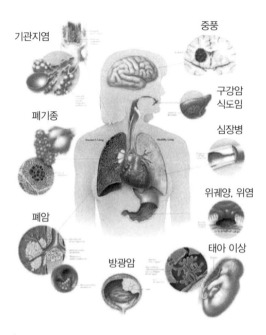

흡연의 합병증

기관지염

중풍

구강암
식도임

폐기종

심장병

위궤양, 위염

폐암

태아 이상

방광암

흡연은 폐암뿐만 아니라 구강암, 식도암과 방광염까지 증가시킨다. 그리고 동맥경화증을 일으켜 심장병, 뇌졸중, 하지 동맥경화증으로 인한 간헐성 파행으로 보행장애까지 유발한다. 폐에는 폐쇄성 기관지염과 폐기종을 발생시켜서 호흡이 곤란해진다. 즉, 백해무익한 것이 바로 담배이다.

2장
고혈압과 심장병

1. 고혈압이란 무엇인가

고혈압은 '소리 없는 살인자'라는 별명을 가지고 있다. 아무런 경고나 증상도 없이 뇌출혈이나 심근경색증 또는 심부전증과 같은 무서운 합병증을 유발하기 때문이다. 뿐만 아니라 유병률이 가장 높은 질환이다. 성인 인구의 약 4분의 1은 고혈압을 가지고 있는데, 나이가 들수록 그 비율이 증가하여 65세 이상에서는 거의 인구의 절반이 고혈압을 가지고 있다. 이 중 약 1/3은 치료를 받아야 한다.

환자들은 흔히 두통, 안면홍조 또는 뒷목이 뻣뻣해지는 증상이 있으면 혈압이 높아서 그렇다고 생각한다. 그런데 고혈압은 증상이 없는 병이다. 하지만 예외적으로 혈압이 200mmHg 이상 심하게 증가하면 두통과 구토 같은 증상이 생길 수 있다. 그러므로 혈압을 재보지 않고는 고혈압이 있는지 정확히 알 수 없다.

아직까지도 많은 고혈압 환자가 치료를 받지 않고 있으며, 치료를 받고 있다고 해도 혈압을 정상으로 유지하지 못하고 있다. 2005년에 한국에서 시행된 건강과 영양실태 조사에 따르면 총 고혈압 환자의 약 절반(54%)만 이 정상혈압을 유지하고 있는 것으로 나타났다.

과거에는 고혈압이 공포의 대상이었다. 그러나 최근에는 부작용이 거의 없으면서 매우 효과적인 고혈압 약들이 많이 개발되어 정상혈압을 유지하고 합병증을 예방하는 일이 어렵지 않게 되었다. 따라서 모든 가정에서는 자동혈압기를 비치하여 종종 혈압을 측정해보고 혈압이 높으면 치료를 받아야 한다.

2. 정상혈압과 고혈압

혈압은 심장의 수축으로 동맥 내에 발생하는 압력을 의미한다. 심장이 수축하면서 혈압이 최고로 올라갈 때 수축기 또는 최고혈압이 생기며, 심장이 이완했을 때 이완기 또는 최저혈압이 발생한다.

미국의 국립보건원(NIH)과 세계보건기구(WHO)에 의하면 정상혈압은 최고혈압 140mmHg 이하, 최저혈압은 90mmHg 이하이다. 특히 노인층에서는 최저혈압은 정상이지만 최고혈압이 높은 사람이 많은데 이것을 수축기 고혈압이라고 한다.

최고혈압과 최저혈압(JNC-7)

혈압 분류	수축기 혈압(mmHg)	구분	이완기 혈압(mmHg)
정상	〈 120	과	〈 80
1단계 고혈압	140~159	또는	90~99
2단계 고혈압	〉160	또는	〉100

변동하는

혈압

혈압은 우리의 신체적 또는 정신적 상태에 따라 변동이 크다. 우리가 긴장하거나 스트레스를 받으면 교감신경이 활성화되어 심장이 더 빠르고 강하게 뛰며 심장에서 나오는 혈액의 방출량이 증가해 혈압이 올라간다.

혈압을 측정할 때 간단한 대화를 계속하면 혈압이 10~30mmHg까지 상승한다. 단순한 보행도 혈압을 20~30mmHg 증가시키며, 빠른 속도로 조깅을 하면 정상인도 최고혈압이 180mmHg 이상 증가할 수 있다. 따라서 혈압은 안정된 상태에서 측정해야 한다. 수면 중에는 낮보다 최고혈압이 20~30mmHg 정도 낮아지지만, 아침에는 교감신경이 활성화되면서 혈압이 올라간다.

고혈압의 진단과

백의(白衣) 고혈압

혈압은 앉은 자세에서 약 5분간 휴식을 취한 후에 측정하는 것이 가장 정확하다. 보통 첫 번째 혈압이 가장 높게 나오는데 두 번째와 세 번째 혈압도 이어서 측정하여 그 평균수치를 자기의 혈압으로 보면 된다. 혈압을 양팔에서 재면 최고혈압에서 약 10mmHg 정도 차이가 날 수 있다. 그런데 이 수치가 많이 차이가 난다면 한쪽 팔의 동맥이 좁아져 있을 수 있다. 이런 때는 높은 쪽에서 혈압을 측정해야 한다.

혈압을 측정할 때 일반적으로 수은혈압기를 사용하는데 최근에는 전자혈압기도 많이 사용한다. 다만 손목에서 재는 혈압은 정확하지 않을 수 있기 때문에 추천하지 않는다. 전자혈압기는 혼자서도 혈압을 측정할 수 있으며, 압박대로부터 공기를 일정한 속도로 천천히 배출하기 때문에 정확히 측정할 수 있는 장점이 있다. 그러나 쉽게 고장이 날 수 있기 때문에 수은혈압기와 비교해보는 것이 좋다.

평상시에는 혈압이 정상인데 병원에만 가면 혈압이 올라가는 환자가 있다. 이런 고혈압을 백의(白衣) 고혈압이라고 한다. 이런 때는 약 20분간 휴식을 취한 후에 혈압을 측정하는 것이 좋다. 또 하나의 방법은 자동혈압기로 24시간 혈압을 측정하는 것이다. 24시간 평균 혈압이 130/85 이상이거나 정상 수치를 넘는 혈압이 50%를 초과하면 고혈압으로 진단하고 약물을 복용할 것을 추천한다.

수축기 혈압(최고혈압)과
맥압(脈壓)

과거에는 최고혈압보다 최저혈압이 더 중요하다고 인식되었으나 미국에서 30년 이상 시행된 프레밍함 연구와 기타 많은 연구에서 최저혈압보다는 최고혈압이 더 중요하다는 사실이 확인되었다. 뇌출혈은 뇌동맥이 파열함으로써 발생하는데 최고혈압이 높을수록 동맥이 파열할 가능성이 증가한다. 그리고 최고혈압이 높을수록 동맥에 손상이 오고 동맥경화증이 증가할 수 있으며 죽종을 파열시켜서 심근경색증이나 뇌경색증을 유발할 수 있다.

최고혈압에서 최저혈압을 뺀 것이 맥압(脈壓)이다. 정상인의 경우에도 노년이 오면서 최고혈압은 서서히 증가하지만 최저혈압은 내려간다. 그리고 맥압이 크면 클수록 심장(좌심실)이 더 많은 일을 해야 한다. 이것이 좌심실의 비대를 일으키고 심해지면 심부전증이 올 수 있다. 고혈압을 치료할 때 가장 이상적인 것은 최고혈압은 내리지만 최저혈압은 감소시키지 않는 것이다. 그러나 아직까지는 이런 혈압 약은 없다.

3. 고혈압의 합병증

고혈압에서 가장 심각한 합병증은 중풍(뇌졸중)과 심근경색증, 협심증, 심부전증이다. 많은 사람들이 고혈압이 심한 사람에게서만 합병증이 발생한다고 생각한다. 하지만 최고혈압이 115mmHg 이상으로 증가하면 중풍과 허혈성 심장병 같은 합병증이 증가하기 시작한다.

고혈압과

뇌졸중　　　　　　　　　　　2002년 영국의 옥스퍼드대학 팀은 고혈압과 뇌졸중 또는 심근경색증에 대한 61편의 연구를 종합적으로 분석하여 발표했다. 이 분석에 포함된 환자의 수는 10만 명을 넘었다.

다음 그림은 연령별로 최고혈압과 중풍에 따른 사망률을 보여준다. 모든 연령군에서 최고혈압이 115 이상 증가하면 중풍과 관상동맥 사망률이 지속적으로 증가했는데 40~69세의 환자에서 최고혈압이 20mmHg 증가하면 사망률이 거의 두 배, 즉 100% 증가한다. 그리고 최저혈압이 10mmHg 증가하면 사망률도 두 배로 증가했다. 또한 나이가 많아질수록 고혈압으로 인한 사망률이 더 증가했다. 따라서 고혈압의 치료는 노년층일수록 더 중요하다는 결론을 내릴 수 있다.

또한 그림은 최고혈압이 증가할수록 심근경색증과 돌연사가 증가하는

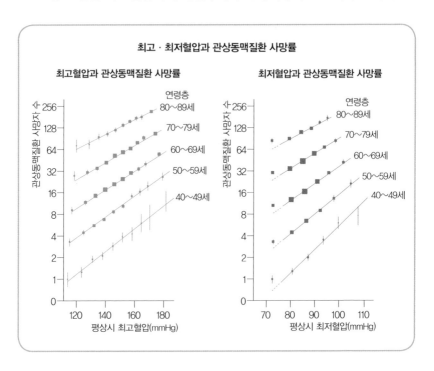

것을 보여준다. 최고혈압이 20mmHg 증가할 때마다 심장사망률도 50에서 100% 증가했다.

이 연구결과는 최고혈압이 2mmHg 증가하면 중풍 사망률이 10% 증가하고 심근경색증은 7% 증가한다고 보고했다. 이것은 최고혈압을 2mmHg 감소시키면 중풍 사망률은 10% 감소시키고 관상동맥질환 사망률은 7% 감소시킬 수 있는 가능성 제시한다.

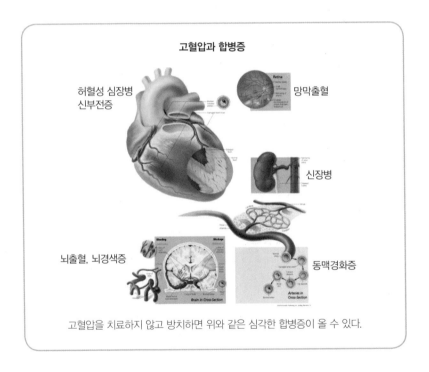

고혈압과 합병증

허혈성 심장병
신부전증

망막출혈

신장병

뇌출혈, 뇌경색증

동맥경화증

고혈압을 치료하지 않고 방치하면 위와 같은 심각한 합병증이 올 수 있다.

한국인에게 가장 많은 고혈압 합병증은 뇌출혈과 뇌경색으로 인한 중풍이다. 뇌졸중 특히 뇌출혈은 반신불수와 언어장애 등 심각한 장애를 일으킬 수 있기 때문에 죽음보다 더 무서운 병이다. 그러나 혈압을 잘 조절하면 거의 모든 뇌졸중을 예방할 수 있다. 이 외에도 고혈압은 심근경색증, 심부전증 망막출혈 등 심각한 합병증을 초래할 수 있다. 그러나 지난 20~30년 동안 고혈압 치료가 획기적으로 발전하여 이제는 거의 모

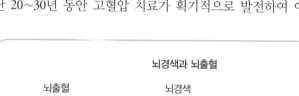

뇌경색과 뇌출혈

뇌출혈 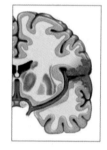   뇌경색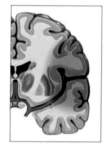

뇌동맥이 파열하면 뇌출혈(腦出血)이 오고, 혈관이 막히면 뇌경색(腦硬塞)이 온다. 뇌경색은 심장에서 혈전이 생겨서 올 수 있으며, 경동맥의 혈전이 뇌경색을 유발할 수 있다.

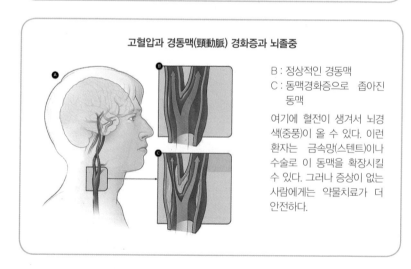

고혈압과 경동맥(頸動脈) 경화증과 뇌졸중

B : 정상적인 경동맥
C : 동맥경화증으로 좁아진 동맥

여기에 혈전이 생겨서 뇌경색(중풍)이 올 수 있다. 이런 환자는 금속망(스텐트)이나 수술로 이 동맥을 확장시킬 수 있다. 그러나 증상이 없는 사람에게는 약물치료가 더 안전하다.

든 고혈압 환자가 정상혈압을 유지하면서 중풍과 심장병을 예방할 수 있게 되었다.

심부전증, 심근경색증, 협심증

두 번째로 자주 발생하는 합병증은 심부전증, 심근경색증, 협심증 같은 심장병이다. 그러나 혈압을 잘 치료하면 이런 합병증은 충분히 예방이 가능하다.

대동맥류 (大動脈瘤)

또 하나의 심각한 합병증은 가슴이나 복부에서 발생하는 대동맥류이다. 동맥류는 동맥이 꽈리처럼 늘어나서 생기는데 이것이 심해지면 동맥이 파열하여 치명적일 수 있다. 동맥류는 동맥경화증과 고혈압으로 동맥의 벽이 약해지고 점차 얇아지면서 발생하는데 혈압이 높으면 파열할 가능성이 높아진다.

가슴의 대동맥류는 가슴 X–선 검사 또는 컴퓨터촬영으로 진단할 수 있다. 그러나 복부의 동맥류는 X–선으로 진단이 어려우며 복부초음파 또는 컴퓨터촬영을 해야 한다. 동맥류가 심해져서 출혈이 시작되면 가슴이나 복부에 심한 통증을 느낄 수 있는데 이런 사람은 속히 수술을 받지 않으면 동맥류가 파열하여 사망할 수 있다.

정상적인 복부의 대동맥은 2~2.5cm 이하인데 동맥류가 5~6cm 이상일 때는 파열의 위험성이 증가한다. 그러므로 복부 대동맥이 5~6cm 이상일 때는 스텐트 시술 또는 외과적 수술로 치료를 받아야 한다. 복부 대동맥류는 주로 노인에서 발생하며, 고혈압이 있으면서 흡연, 당뇨병, 고지혈증이 있는 사람에게서 발생한다. 따라서 이런 위험인자를 가지고 있는 노인은 복부 초음파 검사를 해보아야 한다.

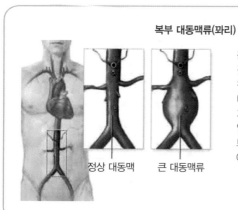

복부 대동맥류(꽈리)

정상 대동맥   큰 대동맥류

동맥류의 원인은 고혈압과 동맥경화증이다. 동맥류를 예방하기 위해서는 혈압을 잘 조절하고 담배를 피우지 말아야 한다. 동맥류가 6~7cm 이상으로 커지면 파열할 우려가 있기 때문에 스텐트 시술이나 외과적 수술을 받아야 한다.

흉부의 대동맥에도 동맥류가 발생할 수 있다. 이것도 고혈압과 동맥경화증이 주 원인이지만 마르판증후군(Marfan Syndrome)과 같이 선천적으로 대동맥이 약한 사람도 있다. 정상인에서 흉부의 대동맥의 크기는 2.5~3.5cm 정도이다. 그러나 이것이 5~6cm 이상으로 증가하면 파열할 우려가 있으며, 7cm 이상이면 위험한 상태이다.

박리성(剝離性)

동맥류 고혈압의 또 하나의 합병증은 박리성 동맥류이다. 이것은 가슴과 복부의 대동맥 내벽이 찢어지면서 동맥의 벽이 2개가 되는 것이다. 이 박리 현상은 가슴 부위에만 국한될 수 있으나 심하면 복부와 다리 부위까지 진행될 수 있다.

박리성 동맥류의 증상은 극심한 가슴 통증이다. 이 증상은 급성 심근경색증의 증상과 유사한데, 이때 심전도상에 이상이 없으면 박리성 동맥류를 의심해야 한다.

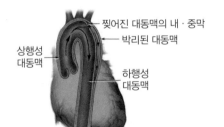

박리성 동맥류

찢어진 대동맥의 내·중막
박리된 대동맥
상행성 대동맥
하행성 대동맥

그림에서 보듯이 동맥이 박리되면서 동맥에 2개의 통로(강)가 생긴다. 박리 현상이 대동맥의 기시부에 발생하면 대동맥 판막의 폐쇄부전증이 발생할 수 있고, 이것이 머리로 가는 경동맥을 막으면 중풍이 올 수 있다.

흉부의 기시부에 생긴 박리성 동맥류는 예후가 매우 나쁘기 때문에 수술을 받아야 한다. 그러나 복부의 대동맥 박리는 약물치료가 가능하다. 동맥류를 예방하는 가장 확실한 방법은 혈압 특히 최고혈압을 잘 치료하는 것이다. 그리고 대동맥 박리가 생기면 반드시 베타차단제를 복용해야 한다.

4. 고혈압에 대한 일반 상식

- 고혈압을 예방하기 위해서는 음식을 너무 짜게 먹지 않는다.
- 규칙적인 운동과 칼로리 제한으로 정상체중을 유지한다.
- 혈압이 140/90mmHg 이상이면 약물치료를 받는다.
- 약물치료는 안전하고 효과적이다. 약을 한번 먹기 시작했다고 평생 먹어야 하는 것은 아니다. 즉, 혈압약은 습관성이 생기는 약이 아니다.
- 운동을 열심히 하고 체중을 줄여서 혈압이 정상이 되면 약을 중단할 수 있다.
- 약은 1가지를 많이 먹기보다는 2~3가지를 소량으로 복용하면 더 효과적이다.
- 고혈압 약은 편리한 시간에 식사와 같이 1일 1회 복용할 수 있다.
- 많은 사람들이 고혈압 약을 오랫동안 먹으면 몸에 해롭다고 생각한다. 하지만 요즘 사용되는 약들은 안정성이 입증된 약들이며, 약을 먹어서가 아니라 안 먹어서 부작용이 생긴다.

5. 고혈압의 약물치료

지난 10여 년 동안 안전하고도 효과적인 약들이 많이 개발되었다. 그 결과 이제 고혈압은 공포의 대상도 아니며 고질병도 아니다. 그러나 많은 고혈압 환자들이 여전히 혈압 약은 몸에 해롭다고 생각하며 한번 먹기 시작하면 평생 먹어야 한다는 잘못된 인식 때문에 혈압 약을 기피한다. 요즘 사용하는 고혈압 약은 매우 효과적일 뿐만 아니라 안전성이 검증되었기 때문에 그런 염려는 전혀 할 필요가 없다. 또한 증상이 없다는 이유로 환자 임의로 약을 중단해서도 안 된다.

환자들이 약을 중단하는 또 다른 이유는 의사들이 먹기 불편하게 약을 처방하기 때문이다. 의사들은 흔히 약을 식후 30분에 먹으라고 처방하는데 직장인들은 이때가 출근시간이다. 혈압 약은 식사와 상관없이 편리한 시간에 먹으면 된다.

현재 국내에서 많이 사용되는 고혈압 약을 정리해보면 다음과 같다.

1) 이뇨제

다이아자이드 계통의 이뇨제는 1950년대에 개발된 약으로서 아직까지도 많이 사용되고 있다. 미국국립보건원은 이 약을 1차적으로 사용할 수 있다고 권하고 있다. 특이 이뇨제는 노인 환자에게서 효과가 입증된 약이다. 현재 국내에서 가장 많이 사용되는 이뇨제는 다이크로지드인데 1일 12.5~25mg을 사용한다. 이 이뇨제는 단독으로 사용할 수도 있지만 다른 약들과 같이 소량으로 쓰는 것이 좋다.

이뇨제는 콩팥에서 염분과 수분을 배설하고 동맥벽 내부의 염분을 감소시킴으로써 혈압을 저하시킨다. 또한 이뇨제는 심부전증 환자의 부종을 없애기 위해서 사용된다. 이때는 라식스 같은 좀 더 강한 이뇨제를 쓰게 되는데 라식스는 고혈압 치료제로서는 추천되지 않는다. 인대파마이드는 대사에도 지장을 주지 않는 장점이 있으며, 80세 이상의 노인 연구에서 우수한 효과가 입증되었다.

이뇨제를 대량으로 사용하면 칼륨의 결핍 현상이 발생할 수 있으며 무기력증, 발기부전증, 통풍 등의 부작용이 발생할 수 있으므로 주의를 요한다. 이뇨제를 장기적으로 많이 사용하면 혈당이 소폭 증가한다. 그러므로 이뇨제는 단독으로 많이 사용하는 것보다는 소량으로 다른 약들과 같이 사용하는 것이 효과적이다. 고혈압 환자에서는 신장 기능이 떨어질 수 있으며 칼륨이 축적될 수 있다. 이런 환자는 반드시 라식스나 토로세마이드 같은 이뇨제를 사용해야 한다.

2) 베타차단제

과거에는 고혈압 치료를 위해 베타차단제를 많이 사용했다. 그러나 지난 10년간 발표된 연구에 의하면 베타차단제는 일차적 치료제로는 추천되지 않는다. 그러나 심혈관 질환이 있거나 심부전증이 있는 환자는 베타차단제를 사용해야 한다. 베타차단제는 심장을 천천히 뛰게 한다. 그러므로 심계 항진이 있는 환자는 이 약을 먹으면 증상이 호전될 수 있다.

3) 알파차단제

과거에는 고혈압 약으로 많이 사용되었지만 이뇨제에 비해 심부전증을 증가시킬 수 있기 때문에 지금은 거의 사용되지 않는다. 그러나 알파차단제는 전립선 비대증이 있는 환자에게 매우 효과적이다. 그러므로 전립선 비대증이 있는 고혈압 환자에게는 좋은 선택이 될 수 있다.

4) 칼슘길 차단제

이 약은 현재 국내에서 가장 많이 사용되는 고혈압 약 중 하나이다. 고혈압은 혈관 벽의 근육이 수축해서 생기는데 칼슘이 세포 내로 유입되면서 동맥이 수축한다. 칼슘길 차단제는 칼슘이 세포로 들어가는 통로를 차단하여 혈관을 이완시키고 혈압을 강하시킨다. 이 약은 가장 신속하고 확실하게 혈압강하 효과를 보인다. 국내에서 가장 많이 사용하는 칼슘차단제는 암로디핀이다.

5) 에이스억제제(ACEI)와 안지오텐신수용체 차단제(ARB)

에이스억제제는 인체에서 혈압의 상승효과가 가장 강한 안지오텐신이라는 호르몬의 생산을 억제함으로써 혈압을 내릴 뿐만 아니라 동맥 내에서 동맥경화증을 억제하는 좋은 효과가 있으며, 당뇨병을 예방하고 당뇨가 있는 사람에게서 신장을 보호해주는 좋은 약이다. 그러나 마른 기침을 유발하는 단점이 있어서 많이 사용되지는 않는다.

안지오텐신 수용체 차단제(ARB)는 안지오텐신의 수용체를 차단함으로써 에이스차단제와 유사한 효과를 나타내지만 기침을 유발하지 않는다. 또한 에이스차단제와 같이 당뇨병과 심부전증을 예방하고 당뇨병 환자에게 신장 기능을 보호하는 좋은 효과를 나타낸다. 국내에서 사용되는 안지오텐신수용체 차단제는 로사탄(코자), 발사탄(디오반), 칸데사탄(아타

칸), 이르베사탄(아프로벨), 텔미사탄(미카르디스), 올메사탄(올메텍) 등이다.

이상의 모든 고혈압 치료제는 최고혈압, 최저혈압, 맥압을 저하시킨다. 그러나 심근경색과 협심증이 있는 환자는 베타차단제와 칼슘차단제를 우선적으로 복용해야 한다. 당뇨가 있는 고혈압 환자는 에이스차단제와 ARB가 선호된다. 심부전증이 있는 환자에게 가장 중요한 약은 이뇨제, 베타차단제, 에이스차단제 또는 ARB이다. 이뇨제는 저가이면서도 좋은 혈압강하제이며, 단독으로는 잘 사용되고 있지 않지만 다른 약물과 같이 사용할 때 좋은 혈압강하 효과를 나타낸다.

6. 80세 이상 노인의 고혈압 치료

그동안 시행된 모든 연구에서 만75세 또는 80세 이상의 노인은 제외되었다. 그래서 80세 이상의 노인에서도 고혈압 약이 효과가 있는지를 확인하기 위한 연구가 진행되었다. 그 결과 2008년 5월 NEJM는 최고혈압이 160mmHg 이상인 만80세 이상의 노인(평균 82세)에서 이뇨제인 인다파마이드와 필요시 에이스억제제(페린도프릴)를 추가하면 치명적 또는 비치명적인 중풍이 30% 감소하고, 중풍 사망률은 39%, 심부전증은 64%나 감소한다는 연구결과를 발표했다.

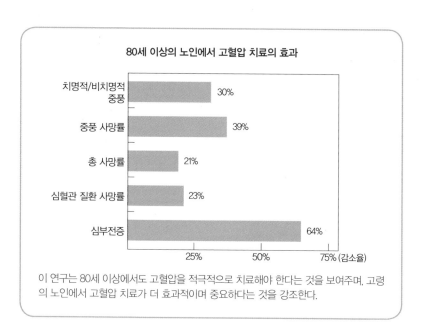

80세 이상의 노인에서 고혈압 치료의 효과

항목	감소율
치명적/비치명적 중풍	30%
중풍 사망률	39%
총 사망률	21%
심혈관 질환 사망률	23%
심부전증	64%

25%　　　50%　　　75% (감소율)

이 연구는 80세 이상에서도 고혈압을 적극적으로 치료해야 한다는 것을 보여주며, 고령의 노인에서 고혈압 치료가 더 효과적이며 중요하다는 것을 강조한다.

3장
당뇨병과 심장병

당뇨병(糖尿病) 환자의 가장 중요한 사망 원인은 관상동맥질환과 뇌졸중이다. 하지만 많은 신약 개발이 개발되어 당뇨병은 이제 더 이상 불치병이 아니다.

1. 당뇨병의 진단

당뇨병이 심장질환의 중요한 위험인자라는 것은 누구나 다 아는 사실이다. 당뇨가 있는 사람은 심장병 발생률이 2~4배로 증가하며, 심장병이 발생하면 그 예후도 더 안 좋다.

당뇨병은 세 가지로 분류할 수 있는데 첫째는 청소년 시절에 발생하고 인슐린 주사를 맞아야 하는 제I형 당뇨병, 둘째는 성인이 되어서 발생하는 제II형 당뇨병, 셋째는 다른 질환과 약의 부작용으로 발생하는 제III

형 당뇨병이다.

제I형 당뇨병은 주로 젊은 나이에 발생하는데 그 원인은 인슐린을 만드는 췌장의 세포가 손상되어 인슐린을 만들지 못하기 때문이며, 이런 환자는 인슐린 주사를 맞아야 한다.

당뇨병 환자 중 90% 이상은 제II형인데 이들은 인슐린 주사를 맞지 않고도 식이요법, 운동, 약으로 치료할 수 있다. 제II형 당뇨병은 주로 중년 또는 노년에 발생한다. 이것은 가진 인슐린을 효율적으로 사용하지 못하는 인슐린 저항성 때문으로 유전과 복부비만이 그 원인이다. 그런데 특히 한국에는 비만이 없는 당뇨병 환자가 많다. 이것은 유전적으로 생기는 당뇨병이다. 많은 사람들이 설탕과 단 음식을 많이 먹으면 당뇨병이 생기는 것으로 알고 있지만 음식의 종류보다는 과다한 영양 섭취와 복부비만이 중요한 위험 요인이다.

당뇨병의 진단은 환자의 증상과 혈중의 포도당(글루코스) 검사로 알 수 있다. 당뇨병의 증상은 갈증, 다뇨(多尿), 체중감소, 피로 등인데 혈중의 포도당이 소변으로 빠져나가면서 소변의 양이 증가하고 혈당의 증가로 갈증을 느끼게 한다. 그러나 대다수의 당뇨병 환자들은 증상이 없거나 아주 경미하여 소변이나 혈액검사로 진단할 수 있다.

포도당은 음식물 중에 포함되어 있는 당질(탄수화물)이 장에서 흡수되면서 생기며, 간과 근육에 저장되어 있는 당원(글라이코겐)이 포도당으로 변하면서 혈액으로 공급된다. 혈당검사는 8시간 동안 금식 후 또는 식사 후 2시간 경과 후에 한다.

세계보건기구(WHO)에 의하면 공복시 혈당은 식전에 110mg% 이하이며 공복시 혈당이 126mg% 이상이거나 식후 2시간 혈당이 200mg% 이상이면 당뇨병으로 진단할 수 있다. 병원에서는 혈당검사를 혈액에서 혈구를 제거한 혈장으로 하는데, 이때는 위의 수치가 기준이 된다. 그러나 자가 혈당기로 검사를 할 때는 공복 혈당은 120mg%까지를 정상범위로 볼 수 있다.

혈당은 잴 때마다 변화가 심하다. 그러므로 당뇨병을 진단하기 위해서는 혈당검사를 두 번 이상해서 확인해야 한다. 혈당은 당일의 식사 양에 따라 많이 변할 수 있다. 그러므로 미국과 유럽의 당뇨병학회 전문가들은 혈당보다는 3개월 간의 평균 혈당을 측정하는 당화 혈색소(HbA1c) 검사를 해서 이것이 6.5% 이상일 때 당뇨병으로 진단하도록 권장하고 있으며, 7.0%를 초과하면 치료를 받도록 권한다. 당화 혈색소는 식사와 무관하게 검사할 수 있는 장점이 있다.

공복혈당이 110mg% 이상에서 126mg% 이상일 때는 아직 당뇨병은 아니지만 당대사 이상군(IGT 또는 IFG)으로 진단한다. 그런데 2003년에 미국당뇨학회는 정상 공복혈당을 100mg% 이하로 규정했다. 포도당 부하검사를 해서 혈당이 140~200mg%이면 당대사 이상군으로 분류되며 200mg% 이상일 때는 당뇨로 진단한다. 당대사 이상군에서도 심혈관 질환이 증가한다.

2. 당뇨병이 심장병을 부른다

당뇨병이 있는 남성의 심근경색증 발병률은 당뇨병이 없는 사람에 비해 2~3배이며 여성에서는 더 위험하다. 협심증도 당뇨병이 있는 사람에게서 더 많은데 남성보다 여성에서 더 많이 발생한다. 당뇨병이 흡연, 고혈압, 고지혈증과 같이 있을 때 문제는 더욱 심각해진다.

당뇨병 환자에게 관상동맥질환이 많이 생기는 이유는 무엇일까? 우선 당뇨병 환자에게서 혈중 콜레스테롤과 중성지방이 증가한다. 또 다른 이유는 높은 혈당이 혈관 내막에 손상을 주기 때문에 동맥경화증과 혈전이 더 쉽게 발생한다.

당뇨 환자들은 거의 대부분 심혈관 질환, 뇌졸중, 말기 신장병으로 사

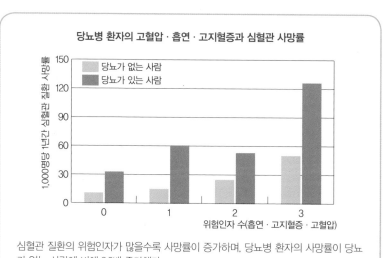

심혈관 질환의 위험인자가 많을수록 사망률이 증가하며, 당뇨병 환자의 사망률이 당뇨가 없는 사람에 비해 2.2배 증가했다.

망한다. 따라서 당뇨병 환자가 장수하려면 이 세 가지의 병을 예방하고 잘 치료해야 한다.

3. 당뇨병의 합병증

당뇨병을 치료하지 않고 방치하면 다양한 합병증이 발생하고 뇌졸중, 심장병, 신(腎)부전증 등으로 사망하게 된다. 주요 합병증은 다음과 같다.

- 뇌경색증
- 심근경색증과 협심증
- 눈의 망막증(모세혈관질환)과 실명
- 말기 신장병(신부전증)
- 동맥경화증
- 말초신경장애(손발의 감각이상, 신경통 등)

이런 합병증을 예방하기 위해서는 규칙적으로 운동하고, 공복시 혈당을 110mg/dL 이하, 당화혈색소(HbA1c)를 6.5~7.0%로 유지해야 하며, 고혈압과 고지혈증을 잘 치료해야 한다.

4. 당뇨병의 예방

당뇨병을 예방하기 위해서는 우선 정상체중을 유지하고 거의 매일 운동을 해야 한다. 또한 소량의 술은 당뇨병을 예방하고 관리하는 데 도움이 될 수 있다.

비만과 당뇨병

비만 특히 복부비만이 당뇨병의 원인이 될 수 있다. 많은 사람들이 어떤 특정 음식이나 건강식품을 많이 먹으면 당뇨를 예방할 수 있다고 믿는데 그런 음식이나 건강식품은 없다. 가장 중요한 것은 적당한 칼로리를 섭취해서 비만을 피하는 것이다.

운동과 당뇨병

운동을 자주 규칙적으로 하면 비만과 당뇨병 예방에 도움이 된다. 1999년에 발표된 미국 간호사연구에 의하면 평상시 운동을 가장 적게 하는 사람에 비해 운동을 가장 많이 한 여성 20%에서 당뇨병이 50% 감소했으며, 두 번째로 운동을 많이 한 여성에서는 38%, 세 번째로 많이 한 여성에서는 25%, 네 번째로 많이 한 여성에서도 23% 감소했다. 이 연구는 심한 운동이 아니라 속보로 걷기 등 가벼운 운동도 규칙적으로 하는 경우 당뇨병 예방에 도움이 된다는 것을 보여준다. 또한 운동은 많이 할수록 효과가 더 크다.

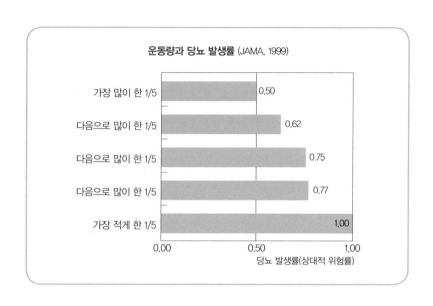

운동량과 당뇨 발생률 (JAMA, 1999)

가장 많이 한 1/5 — 0.50
다음으로 많이 한 1/5 — 0.62
다음으로 많이 한 1/5 — 0.75
다음으로 많이 한 1/5 — 0.77
가장 적게 한 1/5 — 1.00

당뇨 발생률(상대적 위험률)

운동을 많이 하면 체중이 감소하는데 이것을 당뇨병 예방의 원인으로 생각할 수 있다. 그러나 체중(BMI)을 교정한 분석에서도 운동에 의한 당뇨병 발생률이 26%에서 16% 감소하였다. 이것은 운동이 체중감소 이외의 효과가 있다는 것을 의미한다.

술과
당뇨병

소량의 술은 당뇨병을 예방하고 당뇨병 환자에서 심근경색증을 예방한다. 많은 일반 사람들을 비롯해 의사들도 술은 당뇨를 발생시키고 당뇨가 있는 사람은 술을 마시지 말아야 한다고 믿고 있다. 물론 술은 고 칼로리 음료이며 과음은 당뇨에 안 좋다. 그러나 많은 연구에 의하면 술을 하루에 1~2잔 정도 마시면 식후 혈당이 내려가고 당뇨의 예방에도 도움이 되며, 또 당뇨병이 있는 경우 소량의 술이 심근경색증을 감소시킨다고 한다. 따라서 당뇨가 있는 사람도 하루에 와인 1~2잔, 소주 2~3잔 정도는 마시는 것이 좋다.

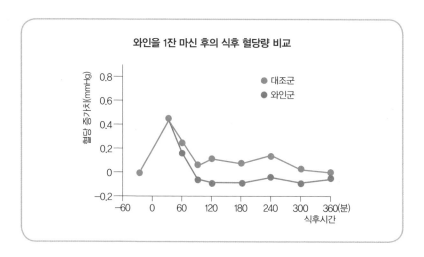

와인을 1잔 마신 후의 식후 혈당량 비교

위에서 알 수 있듯이 와인을 마시지 않은 대조군에 비해 와인을 1잔 마신 사람에서 식후 혈당이 유의하게 감소하였다.

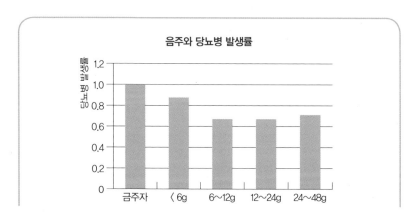

음주와 당뇨병 발생률

미국 당뇨병학술지가 2005년에 음주와 당뇨병 발생에 대한 모든 연구 15편의 결과를 종합적으로 분석해 발표했다(Diabetes Care, 2005; 28: 719–25). 이 연구에 포함된 대상자는 모두 369,862명이었으며 연구기간(1년에서 20년) 동안 총 11,959명에서 당뇨병이 발생했다. 술을 안 마시는 사람에 비해 술을 평균 하루에 반 잔 정도 마시는 사람에서 당뇨가 13% 감소했으며, 술을 하루에 1잔에서 2잔 정도 마시는 사람에서 약 30% 감소했다. 그리고 하루에 4잔 이상 마시는 사람은 술을 안 마시는 사람과 같았다(1.04).

이 연구에서는 술을 하루에 1~3잔 정도 마신 사람에서 당뇨병이 30% 감소했다. 아래 연구는 2009년에 미국 당뇨병학술지가 다시 음주와 당뇨병 발생에 대한 연구논문을 종합적으로 분석해 발표한 것이다(Diabetes care, 2009).

술은 고 칼로리 음식이며 술을 많이 마시는 사람이 안주도 많이 먹는

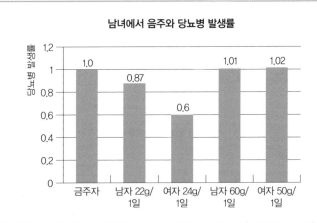

남녀에서 음주와 당뇨병 발생률

이 연구는 20편의 연구를 분석했는데 이 분석에서 남성이 술을 매일 1~2잔 정도(알코올 22g)를 마시면 당뇨가 13% 감소했으며, 여성이 매일 2잔(알코올 24g) 정도 마시면 당뇨가 40% 감소했다. 그러나 남자가 하루에 4~5잔 이상 마시고 여자가 4잔 이상 마시면 당뇨 발생률이 술을 안 마시는 사람과 같았다.

다. 그래서 의사들은 당뇨가 있으면 술을 마시지 말라고 말한다. 그러나 당뇨가 있어도 식사를 할 때 소주 2~3잔 또는 와인 1~2잔을 천천히 마시는 것은 전혀 문제가 안 될 뿐만 아니라 오히려 좋은 효과를 기대할 수 있다.

또한 하버드 대학 팀이 미국의 남성 의사를 상대로 한 연구에서도 당뇨가 없는 의사가 소량의 술을 매일 마시면 심근경색증이 39% 감소했으며, 당뇨가 있는 의사에서는 심근경색 발생률이 58%나 감소했다. 그러므로 당뇨가 있는 사람에게도 하루에 술 1~2잔은 약이 될 수 있을 것이다.

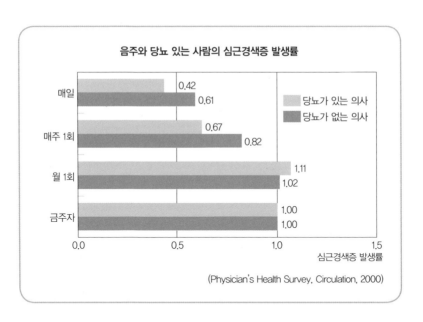

음주와 당뇨 있는 사람의 심근경색증 발생률

(Physician's Health Survey, Circulation, 2000)

음식과

당뇨병　　　　　　　　　많은 사람들이 당뇨병에 좋은 음식과
건강식품을 많이 먹으면 당뇨를 예방하고 치료도 할 수 있다고 믿는다.
하지만 가장 중요한 것은 어떤 음식을 먹느냐보다 적당한 칼로리를 섭취
하여 체중을 정상으로 유지하는 것이다.

저자가 당뇨병 환자에게 권하고 싶은 음식은 심장병과 고혈압이 있는
사람과 같이 오이, 샐러리, 당근, 토마토, 피망, 브로콜리 같은 신선한 야
채이다. 이런 음식은 우리에게 필요한 칼륨, 비타민, 항산화 물질과 섬유
질을 많이 포함하고 있으며, 포만감을 주지만 칼로리가 거의 없기 때문에
체중조절에도 도움이 된다.

요즘 정체를 알 수 없는 고가의 건강식품들이 많이 유통되고 있다. 특
히 중국에서 수입된 건강식품들은 효과와 안정성이 입증되지 않은 것들
이 대부분이다. 당뇨에 특효의 음식이나 건강식품은 없다. 가능하면 이
런 건강식품들은 먹지 않는 것이 좋다.

5. 당뇨병의 약물치료

당뇨병의 치료 목적은 혈당을 정상적으로 유지하는 것이다. 그러나 혈
당을 너무 떨어뜨리면 저혈당이 올 수 있으며, 최근의 연구에 의하면 저
혈당이 오면 심장병과 사망률이 증가한다. 따라서 심혈관 질환이 없는 비
교적 젊은 사람은 당화 혈색소를 6.5% 정도로 유지하는 것이 좋지만, 심

혈관 질환이 있는 노년층에서는 7.0% 정도로 유지하면 된다.

지난 5~10년 사이에 많은 신약들이 개발되어 당뇨병은 더 이상 치료가 불가능한 고질병이 아니다. 과거에 사용했던 약들은 혈당을 잘 떨어뜨리지만 저혈당이 발생해 고생하는 사람이 많았다. 그러나 최근에 개발된 약들은 인슐린을 분비시키는 것이 아니고 가지고 있는 인슐린을 더 효과적으로 사용하게 하게 하기 때문에 저혈당이 발생하지 않는다. 하지만 하나의 약으로 당뇨를 치료할 수는 없으며 2~3가지 약물을 같이 복용해야 한다.

1) 메트포르민(구르코파지 등)

자신의 인슐린을 더 효율적으로 사용하게 하는 약이다. 그러므로 구제당뇨병학회는 이 약을 1차적으로 사용할 것을 권한다. 하지만 혈당강하효과가 비교적 약하기 때문에 흔히 다른 약제와 같이 사용하게 된다. 이약은 하루에 1,000~2,000mg까지 사용할 수 있다. 그러나 신장으로 배설되기 때문에 콩팥 기능이 떨어진 사람은 이 약을 사용하지 않거나 소량으로 사용해야 한다. 소수의 환자에서 소화불량의 부작용이 있을 수 있다.

2) 설폰유리아(그리피자이드, 아마릴 등)

췌장의 베타 세포를 자극해서 인슐린을 분비시키는 약이다. 혈당을 잘떨어뜨리지만 저혈당이 올 수 있다.

3) 메그리티나이드

설폰유리아와 같이 인슐린을 분비시키는 약이다. 그러나 작용시간이 짧으며 설폰유리아보다는 약효가 약하다.

4) 알파 그루코데제 억제제(아카보즈)

장에서 탄수화물의 흡수를 억제해 혈당을 떨어뜨린다. 비교적 약한 혈당강하제이며 소화불량을 일으킬 수 있기 때문에 많이 사용되지 않는다.

5) 디아졸리딘다이온(아반디아, 악토스 등)

인슐린의 사용을 더 효과적으로 하게 하는 약이다. 아반디아는 부종이 있을 수 있으며 심장에 이상이 있는 사람에게는 추천되지 않는다.

6) DPP-4 억제제(자누바아, 트라잰타, 제미그립틴 등)

혈당을 증가시키는 호르몬 그루카곤을 억제함으로써 혈당을 감소시키며 멧트포르민과 같이 사용된다.

7) SGL T-2 억제제

가장 최근에 개발된 신약이다. 이 약은 소변으로 나오는 당분의 재흡수를 억제함으로써 혈당을 떨어뜨린다. 소변으로 당이 많이 나오는 사람에게 효과적이다.

이런 약들을 적절히 사용하면 거의 모든 환자는 혈당을 조절할 수 있다. 그러나 이런 경구용 약이 별 효과가 없다면 인슐린 주사를 맞는 것이 좋다.

8) 한국에서 많이 사용되는 인슐린의 종류

- 인슐린 리스프로(휴마로그)
- 인슐린 그라진(란투스)
- 인슐린 데테미르(르베미르)
- 인슐린 이소페인(휴무린)

4장
고지혈증과 심장병

1. 고지혈증이란 무엇인가

　우리 피 안에는 나쁜 콜레스테롤(저밀도, LDL), 좋은 콜레스테롤(고밀도 HDL), 중성지방 같은 지방이 있다. 이런 지방질이 너무 많으면 고지혈증으로 진단하는데 이것이 동맥경화증과 심혈관 질환의 가장 중요한 원인이다. 이 중에서도 저밀도 콜레스테롤이 가장 중요한 위험인자이다. 그러나 고지혈증 약만 잘 복용하면 저밀도 콜레스테롤도 정상으로 유지할수 있다.

　반면에 고밀도 콜레스테롤은 동맥경화증을 호전시키는 양성 콜레스테롤이다. 꾸준한 운동과 소량의 술은 이 양성 콜레스테롤을 증가시킨다. 당뇨병 환자에게서 중성지방이 증가하며 이것이 지나치게 많으면 심혈관 질환이 증가한다. 비만과 과음 그리고 당분과 탄수화물을 많이 먹으

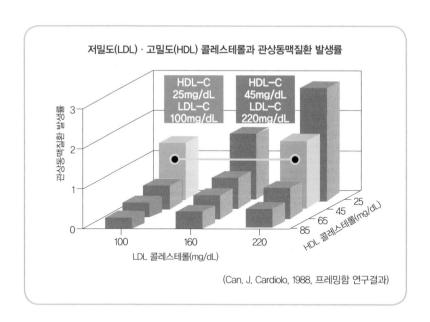

저밀도(LDL)·고밀도(HDL) 콜레스테롤과 관상동맥질환 발생률

HDL-C
25mg/dL
LDL-C
100mg/dL

HDL-C
45mg/dL
LDL-C
220mg/dL

관상동맥질환 발생률

LDL 콜레스테롤(mg/dL)

HDL 콜레스테롤(mg/dL)

(Can. J. Cardiolo, 1988, 프레밍함 연구결과)

면 중성지방이 증가한다.

위 그림에서 보듯이 LDL 콜레스테롤이 증가할수록 관상동맥질환 발생률이 증가한다. 반대로 HDL 콜레스테롤이 증가할수록 심장병이 감소한다. HDL 콜레스테롤이 25mg% 이하로 감소하면 LDL 콜레스테롤이 220mg% 이상으로 증가한 사람과 같은 수준으로 심장병이 증가한다.

콜레스테롤은 동물성 지방의 일종이며 식물에는 존재하지 않는다. 콜레스테롤은 세포에 없어서는 안 될 중요한 물질이지만 이것이 너무 많으면 동맥경화가 발생한다. 콜레스테롤은 물이나 혈액에 녹지 않기 때문에 혈액으로 운반될 수 없다. 그러므로 콜레스테롤은 간에서 합성되는 저밀도 지단백(LDL) 또는 고밀도 지단백(HDL)과 결합하여 혈액에 존재한다.

관상동맥을 증가시키는 또 하나의 지단백이 APO B이다. 이것도 LDL과 같이 콜레스테롤과 여러 지질과 결합하여 존재하는데 이것이 많으면 심근경색증과 협심증이 증가한다. 그리고 85~90%의 APO B는 LDL을 대표한다. 따라서 대체적으로 LDL이 증가하면 APO B도 증가한다. 미국의 심장학회는 심장병의 위험도가 높은 사람은 APO B를 90mg/dL 이하 그리고 LDL을 100mg/dL 이하로 유지하도록 권장하고 있다. 그러나 APO B를 치료하는 특별한 약은 없으며 LDL을 치료하는 약을 쓰면 된다.

2. 고지혈증의 합병증

동맥의 내벽에 죽종이 생기는 것을 동맥경화증이라고 하는데 가장 중요한 원인은 고지혈증, 담배, 고혈압, 당뇨병, 연령이다. 죽종의 주성분은 산화된 LDL 콜레스테롤, 섬유질, 염증세포, 칼슘 등인데 그중에서도

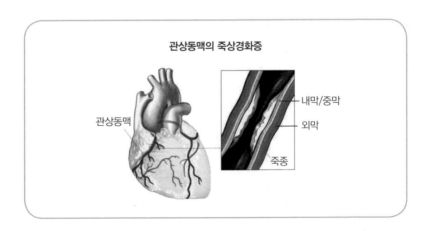

관상동맥의 죽상경화증

관상동맥

내막/중막

외막

죽종

주요 원인은 산화된 LDL 콜레스테롤이다.

아래 그림은 관상동맥의 내막과 중막(中幕) 사이에 악성 콜레스테롤, 염증세포, 섬유질 같은 이물질이 축적되면서 동맥의 벽이 두꺼워지고 동맥이 좁아진 것을 보여준다. 동맥이 정상적인 내피로 덮여 있을 때는 피가 동맥의 내부와 접촉할 수 없으며 혈전이 생기지 않는다. 그러나 죽종이 생기고 그 표면이 파열하면 피가 동맥의 내부와 접촉하고 혈전이 생겨서 심근경색증이나 뇌경색증(중풍)이 발생한다.

지난 35년간 미국의 보건부에서 실시한 프레밍함 연구결과를 보면 혈중 콜레스테롤의 증가는 심근경색증과 심장사의 가장 중요한 원인이다. 31~39세 남녀를 30년간 추적한 결과 콜레스테롤이 180mg% 이하인 사람의 30년간 생존율이 84%였으나, 콜레스테롤 수치가 260mg% 이상인 사람의 생존율은 67%로 감소했다. 이 사망률의 차이는 콜레스테롤이 높은 사람에서 관상동맥질환이 증가했기 때문이다. 그리고 HDL 콜레스테롤이 높은 사람에서 사망률이 감소했다.

2001년 12월에 JAMA는 심혈관 질환이 없는 90만 명에서 12년 이상 진행된 콜레스테롤과 사망률에 대한 모든 연구결과를 종합적으로 분석해서 발표하였다. 이 분석에서 모든 연령군에서 연구를 시작할 때 총 콜레스테롤 수치가 높을수록 사망률이 증가했다. 그러나 HDL 콜레스테롤은 많을수록 심혈관 질환 사망률이 감소했다. 따라서 미국의 보건부는 심장병이 있거나 당뇨가 있는 고위험군에서는 LDL 콜레스테롤을 100에서 70mg으로 유지할 것을 추천하고 있다.

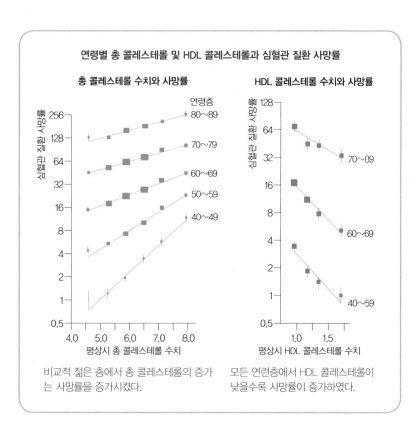

연령별 총 콜레스테롤 및 HDL 콜레스테롤과 심혈관 질환 사망률

총 콜레스테롤 수치와 사망률

HDL 콜레스테롤 수치와 사망률

비교적 젊은 층에서 총 콜레스테롤의 증가는 사망률을 증가시켰다.

모든 연련층에서 HDL 콜레스테롤이 낮을수록 사망률이 증가하였다.

위 그림에서 보듯이 총 콜레스테롤 수치는 낮을수록 그리고 HDL 콜레스테롤 수치는 높을수록 장수하는 것으로 나타났다. 그러나 이 연구에서도 프레밍함 연구에서와 같이 콜레스테롤 수치는 뇌졸중의 독립적 위험인자가 아닌 것으로 나타났다. 아마도 그 이유는 뇌출혈은 콜레스테롤과 직접적 연관이 없기 때문일 것이다. 그러나 심혈관 질환이 있거나 당뇨가 있는 사람에서는 스타틴으로 콜레스테롤 수치를 내리면 심장병뿐만 아니라 중풍도 감소한다는 연구결과가 이미 수차례 발표되었다.

고지혈증 환자에서 약(스타틴)으로 치료를 하면 사망률이 감소한다. 2006년 NEJM에 발표된 연구에서는 1만 명의 관상동맥질환 환자에게 아토르바스타틴 10mg과 80mg을 무작위로 투여하면서 6년간 연구하였다. 그 결과 사망률, 심근경색증, 뇌졸중 등 심혈관 질환 사망률이 LDL 콜레스테롤이 낮을수록 감소했다.

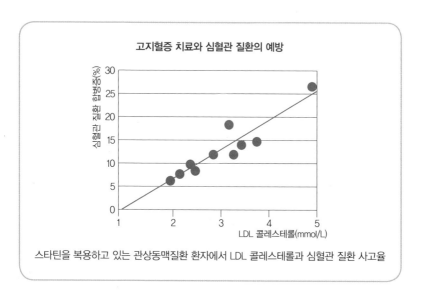

스타틴을 복용하고 있는 관상동맥질환 환자에서 LDL 콜레스테롤과 심혈관 질환 사고율

고지혈증 환자가 스타틴을 복용하면 LDL 콜레스테롤이 많이 감소할수록 심혈관 질환 합병증이 더 감소했다.

고지혈증을 예방하기 위해 기본적으로 지켜야 하는 생활습관은 다음과 같다.

- 체중을 정상으로 유지하기 위해 속보로 걷기 등 운동을 매일 한다. 그러나 노인은 야윈 모습보다는 BMI를 22.0~25.0 정도로 유지하는 것이 좋다.
- 야채와 과일 그리고 섬유질이 많은 음식을 자주 먹는다. 백미보다는 현미밥과 잡곡밥이 좋은 식사이다. 아침에 밥을 먹지 않는 사람은 곡물 시리얼을 먹을 수 있다.
- 동물성(포화) 지방질과 콜레스테롤이 많이 들어 있는 음식은 적게 먹고 생선을 자주 먹는다.

생활습관을 개선했는데도 혈중 콜레스테롤이 충분이 내려가지 않는다면 스타틴 같은 약을 먹어야 한다. 스타틴은 가장 효과적이며 안전한 약이다. 스타틴의 종류와 양에 따라 저밀도 콜레스테롤을 20%에서 거의 50%까지 감소시킬 수 있다. 스타틴은 심장병이나 당뇨가 있는 사람 또는 저밀도 콜레스테롤이 많이 증가한 사람에서 심장병과 사망을 예방하는 약이다. 현재 한국에는 8가지의 스타틴이 사용되고 있는데 그 종류에 따라 효과에 차이가 있지만 모든 스타틴은 용량을 늘리면 그 효과도 증가한다.

　혈중의 중성지방이 많이 증가하면 심혈관 질환이 증가한다. 식후에는 중성지방이 일시적으로 증가할 수 있기 때문에 모든 병원에서 공복에 중성지방을 검사한다. 그러나 최근에는 식후 중성지방이 더 정확한 위험인자라는 사실이 보고되었다. 미국의 간호사연구에 의하면 공복 시 중성지방이 낮은 군과 높은 군에서 심혈관 질환의 차이가 없었다. 그러나 식후 중성지방이 높을수록 심혈관 질환이 증가하는 것으로 나타났다.

　코펜하겐 연구에서도 남녀 14,000명을 26년간 추적한 결과 식후 2~4시간에 측정한 중성지방이 간접적으로 계산한 LDL 콜레스테롤보다 더 중요한 위험인자라고 보고하였다. 그리고 최근에 당뇨병이 있는 환자의 연구에서는 약으로 중성지방을 내려도 심혈관 질환이 감소하지 않는다는 연구결과가 나왔다. 그러므로 공복 시 중성지방은 LDL 콜레스테롤에 비

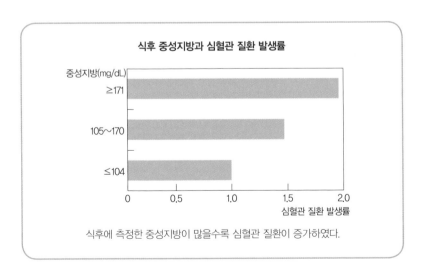

식후에 측정한 중성지방이 많을수록 심혈관 질환이 증가하였다.

하면 주요한 위험인자가 아니라고 보아야 할 것이다.

4. 콜레스테롤에 대한 일반 상식

우리 체내에 있는 콜레스테롤의 약 75%는 간에서 생산되며 나머지는
장에서 흡수된다. 이런 이유로 콜레스테롤을 거의 먹지 않아도 혈중 콜
레스테롤이 높을 수 있다. 간에는 혈중 콜레스테롤을 흡수하는 장치(수
용체)가 있다. 이 수용체의 수는 유전적으로 결정되는데 이것을 많이 가
진 사람은 콜레스테롤을 많이 섭취해도 혈중 콜레스테롤이 증가하지 않
는다. 그러나 수용체가 적은 사람은 고기를 안 먹어도 혈중 콜레스테롤

식품에 포함된 콜레스테롤

식 품	콜레스테롤(mg/100gm)	식 품	콜레스테롤(mg/100gm)
버터	280	비계	95
크림	140	우유	11
저지방우유	0.4	계란(전체)	498
계란 노른자	1330	계란 흰자	0
오리고기	70	양고기	70
돼지고기	110	간	610
뇌	2000	염통	150
콩팥	375	게	145
로브스터	200	새우	150
굴	200	대구	50
고등어	80	정어리	70

이 증가한다.

콜레스테롤은 야채와 과일에는 없지만 동물성 포화지방질에 많이 들어 있다. 콜레스테롤이 많이 들어 있는 음식은 빨간 고기 특히 간과 콩팥 같은 내장, 계란 노른자, 버터와 치즈 같은 유제품 그리고 굴과 새우 같은 어패류이다. 그러나 이런 음식은 우리에게 좋은 영양소를 제공하고 또 맛도 좋기 때문에 적당량 먹는 것이 좋다. 다만 저밀도 콜레스테롤이 높거나(160mg% 이상) 관상동맥질환이나 당뇨병이 있는 사람은 콜레스테롤 섭취를 제한하고 혈중 저밀도 콜레스테롤을 낮게 유지해야 한다.

그동안 계란 노른자는 콜레스테롤이 많기 때문에 안 좋은 음식으로 인식되었다. 그러나 단기적으로 계란을 많이 먹어도 콜레스테롤이 증가하지 않는다. 이런 이유로 2015년 1월 미국 정부의 위원회에서는 계란을 하루에 1개 정도 먹는 것이 좋다는 새로운 지침을 발표했다.

양성 콜레스테롤 또는

고밀도 콜레스테롤

이미 언급한 바와 같이 콜레스테롤이 고밀도 지단백과 결합하여 고밀도 콜레스테롤이 되면 동맥상경화증(죽종)에 들어 있는 산화된 악성 콜레스테롤을 간으로 운반하여 소화시키는 좋은 효과를 나타낸다. 양성(HDL) 콜레스테롤이 많을수록 심장병이 감소한다. 남성에서는 이것이 35mg/dL 이하와 여성에서는 45mg/dL 이하일 때 심장병이 증가한다. 반면에 이것이 60mg/dL 이상이면 심장병을 예방하는 효과가 있다. 많은 사람들은 좋은 콜레스테롤을 식품으로 섭취할 수 있다고 생각한다. 하지만 이것은 간에서 합성되고 식품으로 섭취할 수는 없으며, 유산소 운동과 술이 HDL을 증가시킨다.

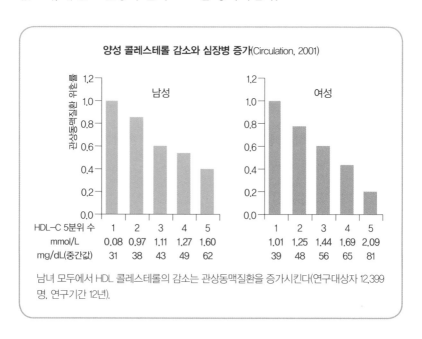

양성 콜레스테롤 감소와 심장병 증가(Circulation, 2001)

남성

여성

관상동맥질환 위험률

HDL-C 5분위 수

	1	2	3	4	5		1	2	3	4	5
mmol/L	0.08	0.97	1.11	1.27	1.60		1.01	1.25	1.44	1.69	2.09
mg/dL(중간값)	31	38	43	49	62		39	48	56	65	81

남녀 모두에서 HDL 콜레스테롤의 감소는 관상동맥질환을 증가시킨다(연구대상자 12,399명, 연구기간 12년).

총 콜레스테롤과
양성 콜레스테롤의 비율

심혈관 질환의 위험도를 측정하는 또 하나의 방법은 총 콜레스테롤과 양성 콜레스테롤의 비율을 보는 것이다. 이 비율이 5.0 이하일 때 위험도가 낮으며, 이것이 증가할수록 심장 질환이 증가한다.

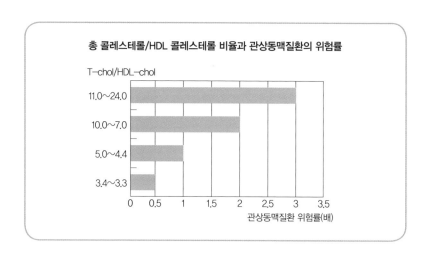

총 콜레스테롤/HDL 콜레스테롤 비율과 관상동맥질환의 위험률

T-chol/HDL-chol

관상동맥질환 위험률(배)

비만과

양성 콜레스테롤

규칙적인 운동은 HDL 콜레스테롤을 증가시킨다. HDL을 증가시키는 또 하나의 방법은 술을 소량으로 매일 마시는 것이다. 술을 하루에 2잔 정도 마시면 HDL이 약 10% 증가한다. 그 외에 스타틴은 LDL 콜레스테롤을 많이 감소시키지만 HDL은 소폭(5~7%)으로 증가한다. 나이아신(Niacin)과 피브레이트(Fibrate)는 HDL에 더 효과적이다.

고밀도 콜레스테롤 증가시 나이아신이 가장 효과적이지만 안면홍조와 설사 같은 부작용이 있기 때문에 많이 사용되지 않는다. 피브레이트는 당뇨병 환자에서 중성지방을 많이 감소시키지만 심혈관 질환을 감소시키지는 못했다. 스타틴은 양성 콜레스테롤을 약 7% 정도 증가시킨다.

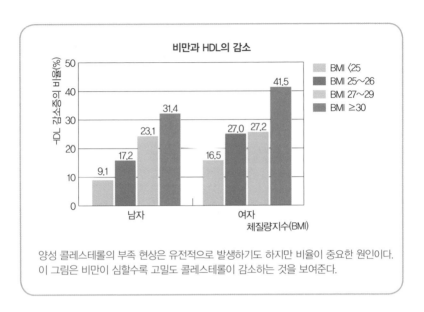

비만과 HDL의 감소

양성 콜레스테롤의 부족 현상은 유전적으로 발생하기도 하지만 비율이 중요한 원인이다. 이 그림은 비만이 심할수록 고밀도 콜레스테롤이 감소하는 것을 보여준다.

5. 중성지방에 대한 상식

중성지방은 콜레스테롤이 아닌 지방의 한 종류이며 간에서 합성된다. 흔히 지방질을 많이 먹으면 중성지방질이 증가할 것으로 생각하지만 사실은 당분과 쌀 같은 탄수화물을 많이 먹으면 중성지방이 증가한다. 그리고 비만과 과음이 고중성지방증의 중요한 원인이다.

중성지방이 많이 증가하면 심장병과 중풍 위험도 높아진다. 다음 그림은 심장병이 없는 사람 4,639명을 8년간 추적한 결과인데 중성지방이 낮은 사람(105mg%)에 비해 중성지방이 166mg% 이상인 사람에서 관상동맥질환이 2.6배로 증가했다. 중성지방이 많으면서 LDL과 HDL 콜레스테

166

중성지방증의 분류(미국NIH/HLBI)

중성지방 수치	진 단
150mg/dL 이하	정상
150~199mg/dL	경증 고중성지방증
200~499mg/dL	고중성지방증
500mg/dL 이상	심한 고중성지방증

롤의 비율이 높은 사람에서는 관상동맥질환이 6배로 증가했다. 특히 중성지방과 악성 콜레스테롤이 증가하고 HDL이 낮은 가족형 고지질혈증에서 위험률이 높다. 이런 환자는 LDL 콜레스테롤과 중성지방을 모두 치료해야 한다.

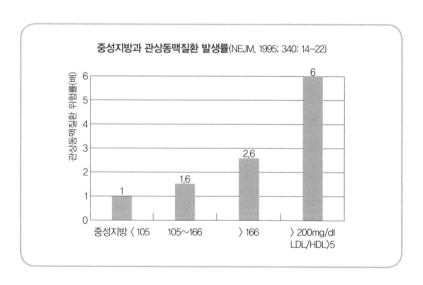

중성지방과 관상동맥질환 발생률(NEJM, 1995; 340: 14-22)

중성지방을
낮추는 방법

- 비만(BMI 25kg/m² 이상)도 중성지방을 증가시킨다. 이런 사람은 식이
  요법과 운동으로 체중을 줄여야 한다. 그리고 섬유질이 많은 곡물(현
  미밥, 콩, 보리, 좁쌀밥 등)과 과일, 야채를 많이 먹어야 한다.

- 과음(1일 음주량 5잔 이상)은 중성지방을 증가시킨다. 그러므로 중성지
  방이 200mg% 이상이면 술을 끊거나 1일 1~2잔으로 제한해야 한다.

- 갑상선저하증도 중성지방을 증가시키기 때문에 혈액검사로 갑상선
  기능 검사를 해야 한다.

- 오메가지방산은 중성지방을 감소시킨다. 푸른 등 생선을 거의 매일
  먹거나 오메가-3 지방산(EPA, DHA) 같은 건강식품을 먹는 것도 좋
  은 방법이다.

- 이상의 방법으로도 중성지방 수치가 250mg/dL 이상일 때는 약물치
  료를 할 수 있다. 이미 언급한 바와 같이 나이아신(niacin)과 피브레이
  트(fibrate)는 중성지방을 10~30% 정도 감소시킬 수 있다.

- 중성지방과 LDL 콜레스테롤이 같이 증가되어 있으면 가족형 또는
  복합성 고지혈증일 수 있는데 이것은 심혈관 질환의 발생률을 심하
  게 증가시킨다. 이런 사람은 우선 스타틴을 사용해서 LDL 콜레스테
  롤을 내려야 한다. 스타틴으로 중성지방이 좋아지지 않으면 나이아
  신 또는 피브레이트를 같이 사용하면 더 효과적이다.

  또한 오메가 지방산도 중성지방을 개선할 수 있으며, 오메가-3 지방

산을 많이 섭취하면 중성지방이 감소한다.

바람지간 혈중 지방질

- 총 콜레스테롤 220mg% 이하
- 악성(LDL) 콜레스테롤 130mg% 이하
- 심근경색증, 협심증, 당뇨가 있으면 LDL 콜레스테롤 100mg%에서 70mg% 이하(APO B는 90mg/dL 이하)
- 양성(HDL) 콜레스테롤 40mg% 이상
- 중성지방 150mg% 이하

미국의 보건부는 심장병이 있거나 당뇨가 있는 고위험군에서는 LDL 콜레스테롤을 100에서 70mg으로 유지할 것을 권하고 있다.

6. 대사증후군

대사증후군은 복부비만, 중성지방 상승, HDL 콜레스테롤의 감소, 고혈압(130/85mmHg 이상), 공복 시 혈당의 상승(110mg/dL 이상) 중 세 가지 이상 해당될 때 진단한다(Circulation, 2002; 106: 3143-3421). 이 증후군은 인슐린 저항성의 증가, 즉 인슐린이 있어도 혈당을 감소시키지 못하는 것이 주원인이다. 그러나 대사증후군을 독립된 증후군보다는 하나의 위험인자 집단으로 보는 견해도 있다. 이 위험인자를 가진 사람은 위험률이 높기 때문에 특별한 관리를 받아야 한다.

대사증후군의 진단(NCEP-ATPⅢ)

위험인자	진단 기준	위험인자	진단 기준
복부비만(IDF) 남자 여자	복부 둘레 〉97cm(〉38") 〉88cm(〉35")	HDL 콜레스테롤 남자 여자	〈40mg/dL 〈50mg/dL
중성지방	〉/=150mg/dL	혈압	〉/130/85mmHg
		공복 시 혈당	〉/=110mg/dL

이상의 다섯 가지의 위험인자 중 세 가지 이상이 있으면 대사증후군으로 진단한다. 대사증후군 환자에서 관상동맥질환, 심혈관 질환 사망률, 총 사망률이 많이 증가한다. 그러므로 대사증후군이 있는 사람은 식이요법과 운동으로 체중을 줄이고 혈압과 혈당을 철저히 관리하며 물론 금연을 해야 한다.

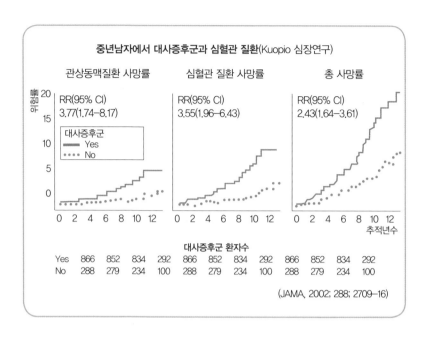

중년남자에서 대사증후군과 심혈관 질환(Kuopio 심장연구)

관상동맥질환 사망률   심혈관 질환 사망률   총 사망률

RR(95% CI)
3.77(1.74–8.17)

대사증후군
— Yes
···· No

RR(95% CI)
3.55(1.96–6.43)

RR(95% CI)
2.43(1.64–3.61)

추적년수

대사증후군 환자수

Yes	866	852	834	292	866	852	834	292	866	852	834	292
No	288	279	234	100	288	279	234	100	288	279	234	100

(JAMA, 2002; 288; 2709–16)

5장
아스피린과 심혈관 질환

심장병, 뇌경색, 혈관 질환이 있는 사람은 반드시 아스피린을 먹어야 한다. 그러나 이런 병이 없는 사람이 아스피린을 먹으면 득보다 실이 더 클 수 있다. 아스피린이 심장병이나 중풍을 예방할 수 있다는 사실이 알려지면서 많은 사람들이 이 약을 복용하고 있다. 반면 아스피린이 위염이나 위궤양 특히 위출혈을 일으킬 수 있다는 사실이 대중매체에 보도되면서 아스피린을 꼭 먹어야 하는 사람들이 이 약을 기피하는 현상도 발생하고 있다.

심장병이나 중풍은 동맥 내에 혈전이 생기면서 발생하는데 이 혈전은 혈소판이 응집하면서 시작된다. 혈소판은 우리 혈액 $1cm^2$ 속에 15만 개 이상이 있는 미세한 물질인데 부상을 입어 동맥의 내피가 파열하면 혈소판이 응집하여 혈전을 만들고 이것이 출혈을 막아준다. 따라서 혈소판의 역할은 동맥에 손상이 왔을 때 출혈을 막는 것이다. 그러나 동맥경화증으로 내피세포가 파열해도 혈소판이 응집하여 혈전이 생기고 동맥이 막힐 수 있다.

아스피린은 버드나무에서 추출한 물질로 만들어졌는데 5,000년 전 이집트인들이 진통제로 썼으며, 2,500년 전 그리스의 히포크라테스도 염증 치료제로 사용하였다. 이 물질이 버드나무에 들어 있는 이유는 알 수 없지만 자신의 질병을 예방하는 데 도움이 되었을 것이며, 이 나무가 지구에 탄생한 후 오늘날까지 생존하는 데 도움이 되었을 것이다.

내피세포층의 파열과 혈소판 응집

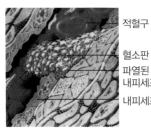

적혈구

혈소판
파열된
내피세포층
내피세포층

혈전은 죽상경화증으로 불안정해진 내피세포층에 궤양이 생기거나 파열하면서 혈소판이 동맥의 내부와 접촉하여 생긴다.
심근경색증, 협심증, 관상동맥 확장시술을 받은 사람은 반드시 아스피린을 복용해야 한다. 이외에도 중풍의 과거력이 있거나 경동맥 협착증이 있는 사람도 아스피린을 꼭 복용해야 한다. 이런 질환이 없는 사람은 아스피린을 먹지 않아도 된다.

1. 심혈관 질환이 없는 사람과 아스피린

심근경색증이나 뇌졸중은 동맥 내에서 혈전이 생기면서 발생한다. 이 혈전은 혈소판이 응집되면서 시작되는데 아스피린이 이 혈소판이 뭉치는 것을 억제하여 혈전을 예방할 수 있다. 그리하여 아스피린은 급성 심근경색증이 있는 환자에서 사망률을 감소시키며, 꾸준히 복용하면 심근경색의 재발을 예방하는 효과가 있다. 그리고 뇌경색이나 일과성 허혈증이 있는 사람도 아스피린을 복용해야 한다.

심혈관 질환이 없는 많은 사람들이 앞으로의 예방, 즉 1차적 예방을 위해 아스피린을 복용하고 있다. 그러나 심장병이나 뇌경색의 경험이 없는 사람에게서 아스피린의 효과는 확실하지 않다.

1989년에 발표된 미국의 남성 의사를 상대로 한 연구에서 아스피린은 뇌졸중의 예방 효과는 없었으며 뇌출혈이 미미하게 증가했다. 심근경색증은 유의하게 감소했지만 1,000명을 1년에서 5년간 치료하면 1.85명에게서 심근경색을 예방할 것이라는 결론을 얻었다. 이것은 1명의 심근경색을 예방하기 위해서는 541명을 1~5년간 치료해야 한다는 뜻이다. 그리고 수혈을 요하는 위출혈은 아스피린군에서 2.4배로 증가했다. 미국보다 심근경색의 발생률이 낮은 한국에서 같은 연구를 한다면 그 효과는 더욱 미미하거나 없을 가능성이 높다.

2001년 Lancet지는 그동안 남성에서 이루어진 아스피린의 1차적 예방효과에 대한 5개의 연구결과를 종합해서 보고하였다. 이 분석에 따르면 정상이거나 고혈압이 있는 남성에서는 아스피린이 심근경색 발생률을 32% 감소시키는 것으로 나타났지만 뇌졸중은 13% 증가하였다. 이 분석에서도 아스피린은 위궤양, 위출혈 또는 기타 출혈을 증가시키는 것으로 나타났으며(아스피린군에서 6.9%, 대조군에서 4.8%), 48명을 치료할 때 1명에서 이런 부작용이 나타났다.

2005년 JAMA는 심혈관 질환이 없는 45세 이상의 4만 명의 여성에서 극소량의 아스피린(100mg을 격일로)과 위약을 주면서 10년간 시행한 연구 결과를 발표하였다. 이 연구에서 예상과는 달리 아스피린은 심혈관 질환 (심장병과 뇌졸중)을 예방하지 못했다. 하지만 65세 이상의 여성에서는 심장 질환은 예방하지 못했지만 뇌졸중 예방 효과가 나타났는데 이 차이는 0.2%로 500명을 1년에서 10년간 치료했을 때 1명에서 뇌졸중을 예방할 수 있다는 것이다. 그러나 125명 중 1명에서 위출혈이 발생하였으며 186 명 중 1명에서 위궤양도 발생하였다. 이 결과를 볼 때 심장병이나 뇌졸중의 과거병력이 없는 65세 이하의 여성은 아스피린을 복용하지 않는 것이 좋을 것이다. 다만 흡연, 당뇨병, 고지혈증 등이 있는 고위험군은 예외가 될 수 있다.

2. 당뇨병 환자와 아스피린

당뇨병 환자에서 심근경색증과 뇌졸중 발생률이 높기 때문에 아스피린이 이런 합병증을 예방할 수 있을 것이라는 예측이 가능하다. 2008년에 NEJM은 일본에서 시행한 당뇨병과 아스피린에 대한 연구결과를 발표했다. 이 연구는 심혈관 질환이 없는 당뇨병 환자 2,539명을 대상으로 아스피린을 85~100mg 준 군과 아스피린을 주지 않은 군을 평균 4.37년 간 비교했다.

이 두 군 사이에 총 동맥경화증으로 인한 병과 사망률에 차이는 없었으며 총 사망률도 34명과 38명으로 차이가 없었다. 그러나 하위 군의 분석에서는 치명적 심장병과 중풍은 아스피린군에서 1명이었으며 비 아스피린군에서는 10명이었다(P=0.037). 그러나 전체적 사망률에는 차이가 없었기 때문에 이 연구는 당뇨병 환자에서 아스피린이 효과가 없다는 결론을 내렸다.

2004년과 2013년에 미국 당뇨병학회가 당뇨병 환자의 아스피린 사용에 대한 추천을 발표했다. 이 성명서는 심혈관 질환의 위험인자가 없는 당뇨병 환자는 아스피린을 복용하지 않도록 권하지만 위험인자가 있는 고위험군에서는 아스피린을 1일 75에서 165mg 사용할 수 있다고 권했다.

3. 아스피린을 복용하는 사람들

- 협심증, 심근경색증, 심방세동 등 심장병이 있거나 스텐트 시술 또는 관상동맥 우회로 수술을 한 사람
- 뇌경색 또는 일과성 뇌허혈증이 있었던 사람

그밖에도 심혈관 질환의 과거병력은 없지만 고령의 남성(60세 이상) 또는 여성(65세 이상)으로서 흡연, 당뇨병, 고지혈증, 고혈압 등 다수의 위험인자를 가진 사람은 아스피린을 먹어도 좋을 것이다. 아스피린을 복용하는 도중 위출혈과 궤양이 발생하면 아스피린 대신 클로피도그렐을 사

용할 수 있다.

이런 연구결과를 종합해보면 심혈관 질환이 없는 65세 이하의 여성과 60세 이하의 남성들은 특별한 이유가 없다면 아스피린은 복용하지 않는 것이 좋다. 그러나 아직까지 흡연과 아스피린에 대한 연구는 이루어지지 않았다. 그러므로 담배를 많이 피우거나 당뇨가 심한 사람 또는 고지혈증이 심한 사람에게는 아스피린이 도움이 될 수 있다고 본다.

4. 아스피린과 대장암

그동안 여러 관찰적 연구에서 아스피린을 많이 복용한 사람에서 대장암 발생률이 감소한다는 연구가 발표되었다. 대장암은 선종(腺腫)으로 시작되는데 이것이 유전자의 변질로 암으로 변할 수 있다. 그런데 아스피린이 항 염증의 효과로 용종의 발생과 암으로의 진행을 억제한다는 것이다. 영국 옥스포드 대학의 연구자들은 2007년 란세트 학술지에 무작위로 위약과 아스피린을 비교한 연구결과를 발표한 바 있다.

하버드 대학의 연구자들이 시행한 간호사연구에 의하면 아스피린을 하루에 325mg 이상 장기간 복용한 여성에서 대장암이 의미 있게 감소했다 (JAMA, 2005).

다음 그림에서 보듯이 아스피린을 1주일에 325mg 이상 복용한 군에서 대장암/직장암 발생률이 23% 감소했으며, 14정제 이상 10년을 복용한 사람에서는 대장암이 53% 감소하였다. 그러나 이 연구는 관찰적 연구였기

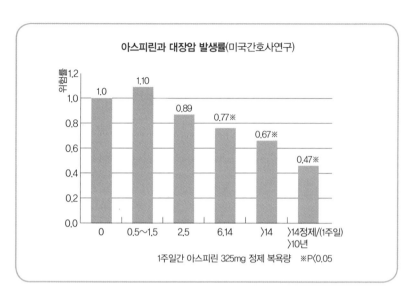

아스피린과 대장암 발생률(미국간호사연구)

1주일간 아스피린 325mg 정제 복용량 ※P<0.05

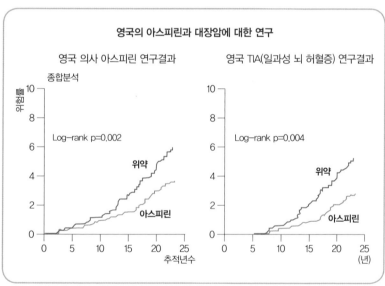

영국의 아스피린과 대장암에 대한 연구

영국 의사 아스피린 연구결과

종합분석

Log-rank p=0.002

위약

아스피린

영국 TIA(일과성 뇌 허혈증) 연구결과

Log-rank p=0.004

위약

아스피린

추적년수

(년)

때문에 결과가 정확하다고 볼 수 없다.

영국에서 무작위로 진행된 연구에서도 아스피린을 장기간 복용하면 대장암 발생률이 40%나 감소하는 것으로 나타났다. 아스피린과 위약을 비교한 이 연구에서 아스피린을 5년간 복용한 사람에서 대장암, 직장암 발생률이 현저히 감소하였다. 특히 대장암 용종을 제거한 사람의 경우에는 아스피린(1일 325mg)을 복용하면 1년 이내에 선종의 재발률이 의미있게 감소했다.

대장 내시경을 하면 선종이 비교적 자주 발견되는데 암으로 변할 수 있기 때문에 제거한다. 하지만 선종은 재발할 가능성이 높다. 그런데 영국의 연구에 의하면 아스피린을 꾸준히 먹은 사람에서는 재발이 감소한다고 한다.

2009년에 선종을 제거한 후 아스피린을 복용한 환자에서 선종의 재발을 예방한다는 연구가 발표되었다. 이에 대한 4편의 연구(대상자 2,967명)를 종합적으로 분석한 결과, 진행된 대장암이 위약군의 12%에서 발생했지만 아스피린군에서는 9%에서 발생했다. 이것은 아스피린으로 100명 중 3명에서 대장암이 예방되었음을 의미하며 또한 아스피린을 먹은 33명 환자 중 1명에서 대장암이 예방되었다는 뜻이다.

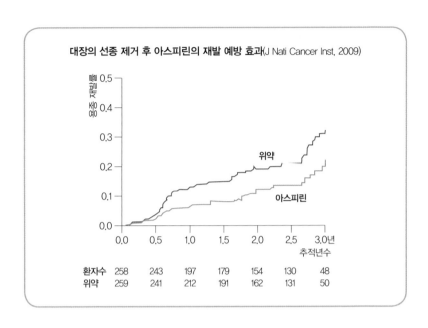

대장의 선종 제거 후 아스피린의 재발 예방 효과(J Nati Cancer Inst, 2009)

이 연구결과들을 종합해보면 아스피린이 대장암과 직장암을 예방하는데 도움이 되는 것으로 보인다. 그러나 아직 국제학회에서는 대장암 예방을 위해 아스피린을 추천하고 있지는 않다. 더 많은 근거가 필요하다는 것이 그 이유이다.

이 연구에서는 아스피린을 1일 325mg 정도 복용했으며 약 5~10년 후에 그 효과가 확실하게 나타난다. 그러므로 하루에 100mg만 복용해도 같은 효과가 나타날지는 확실하지 않다. 그래서 저자는 매일 아스피린을 200mg 먹고 있다. 대장에서 선종을 제거한 사람과 대장암 수술을 받은 사람은 아스피린을 복용하는 것이 좋을 것이다.

6장
여성과 남성에서 성 호르몬 치료와 심혈관 질환

1. 고령 여성의 호르몬 치료와 심혈관 질환

2,550년 전 중국의 진시황이 불로초를 찾기 위해 부하들을 한반도로 보냈지만 부하들은 이것을 찾지 못했고 처벌이 두려워서 중국으로 돌아가지 못했다는 이야기가 있다. 이후 인간은 계속해서 이 불로장수의 비방을 찾았지만 아직까지도 성공하지 못하고 있다.

여성이 50대가 되면서 여성 호르몬(에스트로겐) 생산이 중단되고 폐경기가 온다. 이런 여성에게 에스트로겐을 보충해주면 안면홍조, 식은땀, 불면증, 심계항진 같은 폐경기 증상이 호전되고 골다공증도 좋아질 수 있다.

10~20년 전에는 에스트로겐이 심혈관 질환을 예방하는 데 도움이 된다는 기대감으로 전 세계의 많은 폐경기 여성들이 호르몬 치료를 받았다. 그러나 여성 호르몬 치료와 위약(僞藥)을 비교한 연구결과에서 여성

호르몬 치료가 심혈관 질환을 예방하지는 못한다는 보고가 나오면서 요즘은 심혈관 질환을 예방하는 목적으로는 사용되지 않는다. 호르몬 치료를 할 때 에스트로겐을 단독으로 섭취하면 자궁암이 증가하기 때문에 프로게스틴 호르몬을 같이 써야 한다. 그런데 이 호르몬이 유방조직을 증식시키고 유방암을 유발할 수 있다. 그래서 에스트로겐과 프로게스틴을 같이 쓰는 것이다.

미국 정부의 지원으로 여성 호르몬 치료가 심혈관 질환을 예방할 수 있는지를 알기 위해 대규모 임상연구(WHI : Women's Health Initiative)가 시행되었다. 2002년 총 16,608명의 폐경기 여성을 7년까지 연구한 결과가 발표되었는데, 에스트로겐이 위약에 비해 대장암과 골절을 감소시키는 효과가 있었다. 하지만 60대의 노인 여성에서는 유방암, 심장병, 중풍, 하지정맥 혈전증, 폐동맥 혈전이 소폭으로 증가했기 때문에 이 연구는 중단되었다. 양군간에 총 사망률에는 차이가 없었으며 50대의 젊은 여성에서는 심혈관 질환이 증가하지 않았다.

자궁 적출수술을 받은 여성은 프로게스틴을 복용할 필요 없이 에스트로겐만 복용했으며, 이런 여성에서는 심혈관 질환이 증가하지 않았다. 그 후 분쇄된 프로게스틴을 사용하면 유방암이 증가하지 않는다는 연구결과도 있었으며, 오히려 젊은 여성에서는 심혈관 질환을 예방할 수 있다는 낙관적 연구결과도 발표되었다.

에스트로겐이 심혈관 질환에 해로울 수 있는 이유는 에스트로겐을 섭취한 후 간에서 대사 과정을 거치면서 염증에 관여하는 C-반응성 단백질과 활성화된 단백질C 그리고 혈액응고에 관여하는 단백질이 만들어진다는 것이다. 그러나 에스트로겐을 먹지 않고 피부를 통해 흡수하면 이런 단백질이 만들어지지 않는다.

그리고 질의 건조증을 호소하는 여성들의 경우 에스트로겐을 질 속으로 사용하면 이런 부작용은 없다. 그러나 흡수되는 양이 적기 때문에 안면홍조 같은 폐경기 증상은 호전되지 않는다. 그리고 식물성 에스트로겐이 건강식품으로 많이 유통되고 있지만 에스트로겐의 양이 적어서 폐경기 증상에 대한 효과는 기대하기 어렵다.

WHI 연구결과 에스트로겐과 프로제스틴을 복용한 군에서 대장암이 37% 그리고 고관절 골절이 34% 감소했다. 그러나 유방암은 26%, 중풍은 41%, 관상동맥질환 29% 그리고 정맥의 혈전증은 111%가 증가했다. 이런 합병증은 60대의 고령 여성에서 나타났다.

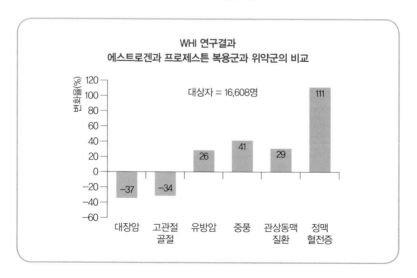

WHI 연구결과
에스트로겐과 프로제스튼 복용군과 위약군의 비교

대상자 = 16,608명

2. 여성 호르몬 치료와 중풍 발생률

2005년 영국 의사협회지(BMJ)가 여성 호르몬 치료와 중풍 발생률에 대해 위약과 에스트로겐의 효과를 비교하는 무작위(無作爲) 연구결과를 종합적으로 분석해 그 결과를 발표했다. 이 분서에는 총 28편의 연구가 포함되었으며 총 대상자는 39,769명이었다. 분석결과 호르몬 치료를 받은

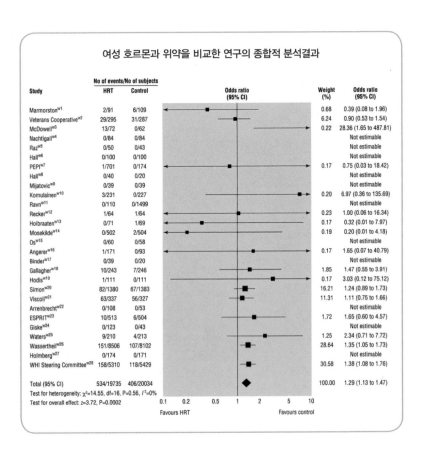

여성 호르몬과 위약을 비교한 연구의 종합적 분석결과

Study	No of events/No of subjects		Odds ratio (95% CI)	Weight (%)	Odds ratio (95% CI)
	HRT	Control			
Marmorston[w1]	2/91	6/109		0.68	0.39 (0.08 to 1.96)
Veterans Cooperative[w2]	29/295	31/287		6.24	0.90 (0.53 to 1.54)
McDowell[w3]	13/72	0/62		0.22	28.36 (1.65 to 487.81)
Nachtigall[w4]	0/84	0/84			Not estimable
Raz[w5]	0/50	0/43			Not estimable
Hall[w6]	0/100	0/100			Not estimable
PEPI[w7]	1/701	0/174		0.17	0.75 (0.03 to 18.42)
Hall[w8]	0/40	0/20			Not estimable
Mijatovic[w9]	0/39	0/39			Not estimable
Komulainen[w10]	3/231	0/227		0.20	6.97 (0.36 to 135.69)
Ravn[w11]	0/110	0/1499			Not estimable
Recker[w12]	1/64	1/64		0.23	1.00 (0.06 to 16.34)
Hoibraaten[w13]	0/71	1/69		0.17	0.32 (0.01 to 7.97)
Mosekilde[w14]	0/502	2/504		0.19	0.20 (0.01 to 4.18)
Os[w15]	0/60	0/58			Not estimable
Angerer[w16]	1/171	0/93		0.17	1.65 (0.07 to 40.79)
Binder[w17]	0/39	0/20			Not estimable
Gallagher[w18]	10/243	7/246		1.85	1.47 (0.55 to 3.91)
Hodis[w19]	1/111	0/111		0.17	3.03 (0.12 to 75.12)
Simon[w20]	82/1380	67/1383		16.21	1.24 (0.89 to 1.73)
Viscoli[w21]	63/337	56/327		11.31	1.11 (0.75 to 1.66)
Arrenbrecht[w22]	0/108	0/53			Not estimable
ESPRIT[w23]	10/513	6/504		1.72	1.65 (0.60 to 4.57)
Giske[w24]	0/123	0/43			Not estimable
Waters[w25]	9/210	4/213		1.25	2.34 (0.71 to 7.72)
Wassertheil[w26]	151/8506	107/8102		28.64	1.35 (1.05 to 1.73)
Holmberg[w27]	0/174	0/171			Not estimable
WHI Steering Committee[w28]	158/5310	118/5429		30.58	1.38 (1.08 to 1.76)
Total (95% CI)	534/19735	406/20034		100.00	1.29 (1.13 to 1.47)

Test for heterogeneity: χ^2=14.55, df=16, P=0.56, I^2=0%
Test for overall effect: z=3.72, P=0.0002

0.1 0.2   0.5   1   2   5   10
Favours HRT   Favours control

군에서 중풍이 통계적으로 의미 있는 29%가 증가했다. 이 분석도 장기간의 여성 호르몬 치료는 중풍을 증가시킬 수 있다는 것을 시사한다.

3. 여성 호르몬 치료를 받는 사람들

에스트로겐과 프로제스틴 치료는 사람에 따라 득이 될 수도 있고 해가 될 수도 있다. 미국의 메이요 클리닉이 제시하는 지침을 참고로 저자는 다음과 같이 권고한다. 참고로 호르몬 치료를 할 때는 가능하면 피부에 바르는 호르몬 제제가 더 좋다. 자세한 내용은 산부인과 의사와 상담하기 바란다.

호르몬 치료를 받아도 좋은 폐경기 여성

• 비교적 젊은 50대 여성이 안면홍조, 발한, 근육통 등으로 고생을 하는 경우 한시적으로(3~4년?) 호르몬 치료를 한다.
• 골다공증이 심하면서 다른 골다공증 약을 먹지 못하는 여성
• 자궁 적출수술을 받은 여성

호르몬 치료를 받지 않는 것이 좋은 여성

• 60세 이상의 고령자
• 호르몬 치료를 5년 이상 장기간 받은 여성
• 심혈관 질환과 당뇨병이 있는 여성

• 하지정맥의 혈전증이 있는 여성

• 유방암이 있거나 암의 위험성이 높은 여성

4. 남성 호르몬(테스토스테론)과 심근경색증 증가

여성은 갱년기가 오면 난소가 에스트로겐을 전혀 생산하지 못하고 생식 기능도 잃는다. 그러나 남성의 경우는 많이 다르다. 남성 호르몬은 고환에서 생산되는데 19세경에 최고로 많이 생산되며 그 후로 매년 약 1%씩 감소하고, 80세가 되면 그 양이 약 50%로 감소한다.

남성은 90세까지도 남성 호르몬을 만들고 생식 기능을 유지한다. 물론 노년이 오면서 근육이 쇠퇴하기 시작하고 성의 욕구가 감퇴하고 발기부전이 오기도 한다. 이런 현상이 고령으로 인해 오는 자연적 현상인지 아니면 갱년기로 보아야 하는지에 대해서는 이견이 많은데, 갱년기보다는 자연적 현상으로 보는 내분비계의 전문가와 의사가 더 많다.

테스토스테론을 섭취하면 근육이 발달하고 체력이 증가한다. 따라서 때로 운동선수들이 이 주사를 맞기도 한다. 남성의 혈중 테스토스테론은 300~950ng/dL가 정상이며, 300 이하를 테스토스테론 결핍증(hypogonadism)이라고 한다. 미국의 식약청(FGA)은 이런 사람에게 테스토스테론을 허가하고 있다. 그런데 최근에 테스토스테론이 심혈관 질환을 증가시킨다는 연구결과가 발표되면서 2014년 미국의 식약청이 테스토스테론 치료의 안정성에 대한 심사를 시작한다는 보도를 발표했다. 테스토스테론은 주사를 맞거나 피부를 통해서 흡수될 수 있다.

　미국의 권위 있는 학술지 NEJM은 2010년에 운동능력이 떨어져 있으면서 테스토스테론이 100~350ng/dL로 감소한 65세 이상의 노인 209명(평균연령 74세)을 대상으로 테스토스테론과 위약을 비교한 연구결과를 발표했다. 이 연구의 목적은 노인들이 테스토스테론으로 운동능력과 체력을 증진시킬 수 있는지를 보기 위한 것이었다. 연구결과 테스토스테론을 받은 군에서 근육이 더 강화되었지만 심혈관 질환이 현저히 증가되어 결국 연구가 중단되었다.

　2013년에는 테스토스테론과 심근경색증에 대한 모든 무작위 연구결과를 종합적으로 분석한 결과가 발표되었다(BMC Med, 2013.4). 그동안 발

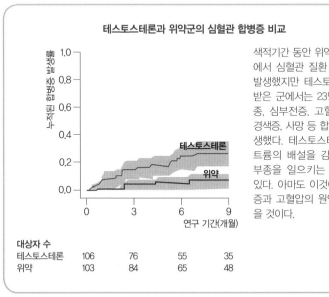

테스토스테론과 위약군의 심혈관 합병증 비교

누적된 합병증 발생률

연구 기간(개월)

색적기간 동안 위약군의 5명에서 심혈관 질환 합병증이 발생했지만 테스토스테론을 받은 군에서는 23명에서 부종, 심부전증, 고혈압, 심근경색증, 사망 등 합병증이 발생했다. 테스토스테론은 나트륨의 배설을 감소시키고 부종을 일으키는 부작용이 있다. 아마도 이것이 심부전증과 고혈압의 원인이 되었을 것이다.

대상자 수
테스토스테론	106	76	55	35
위약	103	84	65	48

표된 연구논문의 수는 27편이었으며, 이 연구에 포함된 대상자의 수는 29,994명이었다. 이들은 거의 모두 노인이었다. 이 연구에서 위약을 받은 군에 비해 테스토스테론을 받은 환자군에서 심근경색증이 54% 증가했다. 그러나 제약회사의 지원으로 이루어진 연구만을 분석했을 때는 양군 간에 차이가 없다. 그리고 제약회사가 지원한 연구결과를 제외한 연구의 결과를 분석하면 심혈관 질환의 합병증이 2.06배로 증가해 100.6%의 증가율을 보였다.

2014년에는 PLOS ONE 학술지에 또 하나의 연구가 발표되었다. 이 연구는 테스토스테론을 처방받은 16만 명 이상의 환자를 대상으로 한 것이다. 처방을 받기 전 1년 간과 처방을 받은 후 90일 간의 심근경색증을 조사했다. 그 결과 처방을 받기 전에 비해 이 처방을 받은 후에 심근경색증이 2.19배로 증가했다. 그리고 55세 이하에 비해 75세 이상의 노인에서 심근경색증이 3.43배 더 많았다. 65세 이하에서는 심혈관 질환이 있는 사람에서만 심혈관 질환이 증가했다. 이 연구결과는 심혈관 질환이 있거나 65세 이상인 노인에서는 테스토스테론을 사용하지 않는 것이 좋다는 것을 결론을 내렸다.

미국에서 많은 남성들이 청춘을 유지하고 성기능을 호전시킨다는 이유로 테스토스테론을 사용하고 있으며 한국에도 이런 환자가 증가하고 있다. 그러나 외국의 연구를 보면 특히 60세 이상의 노인에서 테스토스테론이 심근경색증과 혈관 질환을 증가시킬 수 있기 때문에 신중한 결정을 요한다.

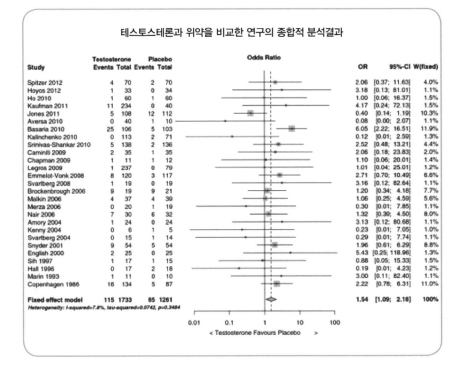

테스토스테론 치료에 대한 저자의 생각은 다음과 같다.

- 테스토스테론 치료를 시작하기 전에 아침에 테스토스테론 검사를 2회 이상 해보고 이 수치가 100~300ng/dL 정도로 감소해 있으면 이 치료를 고려할 수 있다.
- 65세 이상의 노인은 이 치료를 받지 않는 것이 좋다.
- 심혈관 질환, 고혈압, 당뇨병, 흡연 등 위험인자가 있는 사람은 이 치료를 받지 않는 것이 좋다.

- 성생활에 대한 관심이 떨어지고 발기가 안 되는 가장 중요한 원인은 테스토스테론의 부족보다는 정신적 스트레스와 우울증 그리고 복부와 음부의 동맥경화증이다. 이런 사람은 생활양식을 개선하고 건강진단을 받아보는 것이 좋을 것이다.

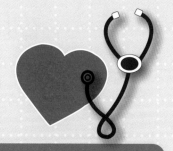

제 **5** 부 **생활습관과 심장병**

1장
건강을 위한 식사

1. 식습관과 장수에 대한 허와 실

텔레비전에 종종 100세 노인이 많이 산다는 장수촌이 소개된다. 장수촌은 모두 지방의 농촌에 있다. 이런 마을에는 젊은 사람은 대부분 도시로 떠나고 노인들만 사는데 당연히 이들의 평균연령도 높을 수밖에 없다. 장수를 판단하는 또 하나의 방법은 그곳에 100세 이상의 노인이 얼마나 많은지를 보는 것이다. 그런데 노인들만 사는 농촌이니 평균연령이 높고 인구에 비해 100세 노인의 수가 상대적으로 많은 것은 당연한 일이다.

UN 세계보건기구(WHO)에 의하면 2012년 한국인의 평균 기대수명은 남성이 77.5세로 세계에서 30위였으며, 여성은 84.5세로 세계 15위의 장수국이다. 2012년 한국에 총 961명의 100세 이상 노인이 살고 있었는데 이것은 인구 10만 명당 29명에 달한다.

세계에서 100세 이상 노인이 가장 많은 나라는 일본(10만 명당 42.76명)이며 다음이 프랑스(10만 명당 36.5명), 이탈리아(10만 명당 29.4명) 그리고 한국이다. 이것만 봐도 한국이 이미 세계 최장수 국가가 된 것을 알 수 있다.

반면 경제 강국인 미국은 100세 이상 노인이 10만 명당 17.3명이다. 전문가들은 그 이유가 미국인들이 동물성 지방을 너무 많이 먹어서 심혈관 질환 사망률이 높기 때문이라고 말한다. 그런데 최근 일본의 통계가 정확하지 않다는 지적이 나왔다. 가족들이 연금을 계속 타기 위해 이미 죽은 노인의 사망신고를 안 한다는 것이다. 2010년에 동경에서만 약 100가구가 가족이 이미 오래 전에 죽었는데도 100세 이상이라면서 연금을 타고 있었다.

일본의 오키나와 사람들이 장수한다는 내용의 연구는 2차 대전 후에 미국이 이 섬을 점령하면서 미국인 의사들에 의해 시작되었다. 이들은 오키나와 사람들이 미국인보다 심장병과 암이 적고 더 오래 사는 이유가 그들이 채식을 주로 하면서 소박한 생활을 하기 때문이라는 결론을 내렸다. 그러나 일본 본토에도 많은 장수마을이 있으며, 오키나와 사람들이 본토의 일본인에 비해 얼마나 더 오래 사는지에 대한 연구는 찾아보기 힘들다.

오키나와 사람들이 장수한다고 소문이 나면서 우리나라 방송에서도 이곳에 대해 여러 번 취재를 했다. 그러나 그들의 평균수명과 100세 이상 노인에 대한 정확한 통계는 찾을 수 없었다.

방송에서는 한 한의사가 오키나와 사람들이 돼지고기 특히 족발을 많이 먹어서 장수한다면서 돼지고기를 많이 먹으라고 말했다. 그런데 사실 오키나와 사람들은 축제가 있을 때만 돼지고기를 먹고 평소 집에서는 잘 먹지 않는다. 축제 때는 돼지고기의 내장까지 다 먹는다고 한다. 1979년에 그들이 먹은 돼지고기의 양은 7.9Kg이었는데 이것은 우리가 돼지고기를 한 번 먹을 때 250g 먹는다고 가정하면 약 30회 먹는 정도의 양이다. 아마도 현재 우리는 이 이상의 돼지고기를 먹고 있을 것이다. 참고로 2002년 UN 통계에 의하면 한국인의 고기 소비량은 1년에 48kg이었으며 일본인은 43.9kg, 미국인은 124.8kg을 소비했다.

지금은 오키나와 사람들의 식습관도 많이 변해서 고기도 많이 먹고 걷지 않고 버스와 자동차를 타기 때문에 심혈관 질환이 증가하고 있다고 한다. 그러나 과거에 그들은 육식을 거의 안 했으며 생선도 많이 먹지 않았다. 그리고 본토의 일본인에 비해 쌀을 아주 적게 먹는 대신 고구마와 콩과 두부를 주식으로 먹었다. 콩과 고구마는 쌀에 비해 칼로리와 탄수화물이 적지만 단백질, 칼슘, 칼륨 등 영양소가 많이 들어 있다.

2. 건강에 가장 좋은 식품은 콩

많은 환자들이 심장에 좋은 음식이 무엇이냐고 묻는다. 심장에 특별히 좋은 음식은 없다. 그러나 저자는 건강에 가장 좋은 음식은 콩이라고 생각한다. 콩은 콩밥으로 먹거나 두부와 비지찌개로 먹을 수도 있다. 가장 편리한 방법은 두유를 마시는 것이다.

많은 사람들 특히 젊은이들이 체중을 줄이기 위해 노력하고 있다. 이런 사람들에게는 포만감을 주면서 열량(칼로리)이 많지 않은 식품이 좋다. 이런 음식으로 대표적인 것이 오키나와 사람들이 많이 먹는 고구마, 감자 그리고 콩과 두부이다. 콩은 칼로리는 적지만 많은 단백질을 가지고 있으며 골다공증을 예방하는 칼슘, 고혈압과 심장병에 좋은 칼륨, 비타민C, 엽산, 비타민A가 가장 많이 들어 있는 식품이다. 콩을 충분이 먹으면 고기를 전혀 먹지 않아도 우리에게 필요한 단백질을 모두 섭취할 수 있다. 그래서 콩에는 '밭에서 나는 쇠고기'라는 별명이 붙어 있다. 이런 이유로 저자는 다른 음료수는 먹지 않지만 두유는 하루에 1~2병 마시고 기회가 있을 때마다 두부와 비지를 먹는다.

중요 식품의 영양가 비교
(100g에 들어 있는 수치, 좋은 성분은 빨간색으로 표시함)

	백미	현미	밀	감자	콩	고구마
칼로리	1,528	1,549	1,369	322	615	360
단백질	7.1	7.9	12.6	2.0	13.0	1.6
탄수화물	80	77	71	17	11	20
식이섬유	1.3	3.5	12.2	2.2	4.2	3.0
칼슘	2.8	2.3	29	12	197	30
칼륨	115	223	363	421	620	337
철분	0.8	1.47	3.19	0.78	3.55	0.61
나트륨	5	7	2	6	15	55
비타민C	0	0	0	19.7	29	2.4
티아민	0.07	0.40	0.30	0.08	0.44	0.08

요즘 밀가루가 나쁜 음식으로 부각되고 있다. 그러나 영양가를 따져보면 밀가루에도 장점이 많다. 밀가루에는 쌀보다 식이섬유가 3.6배 더 많으며, 티아민(비타민B₁)은 백미의 3.5배, 나이아신은 백미의 3배, 철분은 백미보다 4.4배 많다. 따라서 밀가루는 건강에 안 좋은 음식이 아니며 백미보디 영양가가 더 많은 곡물이다.

현미에는 백미에 없는 티아민, 나이아신, 비타민B₆ 같은 비타민이 들어 있다. 그리고 철분이 백미보다 1.8배 많으며 식이섬유질도 2.7배가 더 많다. 그러나 쌀의 겨에는 킬레이드 작용이 강한 피트산이 많이 포함되어 있다. 그래서 현미만 먹으면 음식에 들어 있는 미네랄(철분, 칼슘, 마그네슘, 아연)이 흡수가 안 되어 문제가 될 수 있다. 그러므로 현미는 백미와 섞어서 먹는 것이 좋다.

3. 한국 전통음식이 최고의 건강식

건강을 유지하기 위해서 좋은 식생활은 특히 중요하다. 그러나 좋다는 음식만 잘 먹으면 모든 병을 예방하고 고칠 수 있다고 믿는 것도 문제이다.

한국처럼 텔레비전에 건강 관련 프로그램이 많이 나오는 나라도 없다. 하지만 방송, 신문, 잡지에 나오는 수많은 기능성 건강식품은 그 효과가 입증된 것이 아니며, 특히 중국 등에서 수입되는 건강식품 중에는 정체도 알 수 없고 득보다는 해가 될 수 있는 제품들이 많다.

유럽에서 지중해 연안에 사는 이탈리아, 프랑스, 스페인 사람들은 독일, 스칸디나비아, 영국 사람들에 비해 심장병 사망률이 현저히 낮다. 이 사람들이 먹는 '지중해 음식'과 와인을 매일 마시는 습관이 중요한 원인으로 알려져 있다. 이 지중해 음식은 한국 음식과 많이 비슷하다. 이들은 야채와 과일을 많이 먹고 고기 대신 생선을 자주 먹으며 버터 대신 올리브유를 많이 사용한다. 그래서 저자는 한국의 전통음식이 세계에서 가장 건강에 좋은 음식 중 하나라고 생각한다. 저자는 김치와 나물도 좋아하지만 쌈, 당근, 오이 등 신선한 야채를 많이 먹는다.

음식과 건강에 대한 연구는 거의 대부분 미국에서 이루어졌다. 그런데 미국인에게 필요한 식이요법이 반드시 우리에게 필요한 것은 아니다. 미국인은 총 칼로리의 약 40~45%를 지방으로 섭취하고 있으며 고기를 우리보다 3배 이상 더 먹는다. 그래서 미국심장학회는 이것을 30~35%로 줄이도록 권장하고 있다. 그런데 한국의 평균 지방 섭취는 약 30% 정도이며, 특히 한국의 중년이나 노인층은 동물성 지방을 많이 먹지 않는다. 그러므로 우리가 전통적 한식을 주로 먹는다면 크게 식사습관을 바꿀 이유는 없을 것이다. 특히 노인들은 소식을 하면서 지나치게 육류를 피하고 체중이 감소하면 건강을 해칠 수 있다.

과일과 야채를 많이 먹는다

과일과 야채를 많이 섭취하면 심혈관 질환이나 뇌혈관 질환의 위험이 줄어든다는 연구결과가 많다. 이런 연구들은 야채를 많이 섭취하는 사람에서 허혈성 심장 질환의 위험이 평균 15% 정도 감소되며, 뇌졸중 위험성도 10% 정도 감소한다고 보고하고 있다. 그 이유는 아직까지 정확하게 알 수 없지만 이런 식품에는 항산화 물질과 칼륨과 엽산 그리고 식이섬유가 많이 들어 있기 때문으로 생각된다.

괴일과 야채를 많이 섭취할수록 암 발생이 감소한다는 보고도 있다. 특히 폐암, 위암과 대장암에 예방 효과가 있다고 보고되고 있다. 과일과 야채에 많은 항암 작용이 있는 것으로 추측된다. 하지만 과일과 야채를 많이 먹는다고 해서 심혈관 질환과 암을 모두 예방할 수 있는 것은 아니다.

칼륨이 풍부한 식품

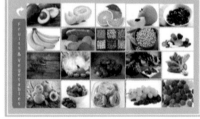

바나나, 파파야, 건포도, 망고, 오렌지, 귤, 복숭아, 사과 주스, 파인애플, 감자, 고구마, 토마토, 야채 주스, 버섯, 브럿슬, 스프라우트, 옥수수, 당근, 콜리프라워, 아스파라거스, 완두 등이다.

서양인에 비해 우리는 야채를 많이 먹고 식이섬유도 많이 섭취하는 편이다. 그래서 전통적 한식이 건강식이라는 것이다. 야채에 많이 포함된 식이섬유질은 장에 남아 있으면서 우리에게 포만감을 주고 식이요법을 하는 데 도움이 되며 대변의 양을 늘려주고 변비에도 도움이 된다. 물에

녹는 섬유질은 장에서 콜레스테롤과 당의 흡수를 지연시키고 소폭으로 콜레스테롤과 혈당을 내려준다. 그래서 섬유질을 많이 먹으면 당뇨병을 예방하는 데 도움이 된다는 보고도 있다.

설탕은
가능한 피한다

설탕은 칼로리는 높지만 영영가는 없는 식품이다. 거의 모든 음료수에 설탕이 많이 포함되어 있으며 이것이 전 세계적으로 아동과 젊은이들의 비만의 원인이 되고 있다. 우리 청소년들도 설탕이 들어간 음료수를 많이 마시고 있다. 이런 탄산화 음료는 피하는 것이 가장 좋지만, 굳이 마신다면 설탕이 없는 0칼로리 음료수를 마시길 권한다.

고기는 적당히,
생선은 자주 먹는다

많은 사람들이 지방 섭취를 줄이기 위해 고기 종류를 먹지 않는다. 20년 전에 저자와 이름이 비슷한 이상구 박사가 방송에서 고기를 먹지 않아야 건강하게 산다고 이야기해서 고깃간이 어려움을 겪은 일이 있었다. 하지만 고기를 안 먹으면 더 건강하게 더 오래 산다는 연구결과는 없다. 이런 충고는 미국인에는 도움이 될지 몰라도 고기를 많이 먹지 않는 한국인에게는 어울리지 않는 충고이다.

포화지방(동물성 지방)과 콜레스테롤을 너무 많이 먹으면 혈중 콜레스테롤이 증가할 수 있다. 지방산 중에서도 가장 나쁜 것이 트랜스 지방산으로 알려져 있다. 트랜스 지방산은 자연적으로 존재하지 않으며 식물성 지방을 튀기거나 가공하면서 발생한다. 특히 오래된 기름을 재사용하면 트랜스 지방산이 생긴다. 그러므로 일반적으로 기름에 튀긴 음식은 좋은 음식이 아니다.

지방을 많이 먹으면 유방암, 대장암, 전립선암 발생이 증가한다고 한다. 그런데 동물성 지방을 많이 먹는 미국인의 연구를 살펴보면 지방 섭취를 줄여도 이런 암이 감소하지 않았다. 그러므로 저자는 미국인보다 지방을 적게 먹는 한국인 특히 노인들은 지방 섭취를 줄이지 않아도 된다고 생각한다.

그러나 한국의 청소년과 젊은 층에서는 식생활이 변화하고 있다. 갈비와 삼겹살, 스팸 같은 가공된 육류, 햄버거, 피자, 아이스크림은 포화지방이 가장 많은 음식이다. 이런 음식은 자주 먹지 않는 것이 좋다. 대신에 고등어, 꽁치, 연어, 참치 같은 푸른 등 생선을 자주 먹어야 한다.

계란과 커피는

좋은 식품이다   계란의 흰자에는 콜레스테롤이 전혀 없지만 노른자 100g에는 1,330g이 포함되어 있다. 그래서 의사들은 계란을 1주일에 2~3개 이상은 먹지 말라고 권해왔다. 그러나 2015년 1월 미국 정부의 식이요법추천위원회가 2010년 이후 처음으로 좋은 식사에 대한 지침을 발표했는데 계란을 하루에 1~3개 정도는 매일 먹어도 좋다고 한다. 그리고 커피도 하루 2~3잔은 건강에 좋다고 발표했다(부록 참고).

계란 노른자에는 쇠고기와 버터보다도 더 많은 콜레스테롤이 들어 있다. 그런데 계란으로 콜레스테롤을 매일 625g씩 3개월간 먹는 연구를 했는데 콜레스테롤이 거의 증가하지 않았으며, 계란을 많이 먹는 사람에서 심혈관 질환이 증가한다는 연구결과도 없었다. 다만 중성지방과 콜레스테롤이 같이 증가하는 가족형 고지혈증 환자에서는 계란이 콜레스테롤을 증가시키지만 이런 환자는 많지 않다.

저밀도 콜레스테롤이 심장병을 증가시키는 것은 사실이다. 그런데 계란이 고밀도(양성) 콜레스테롤을 증가시키고 심장병의 원인이 되는 아주 작은 소입자의 지단백(small dense leipoprotein) 콜레스테롤을 감소시킨다는 연구결과도 있다(J Nutr Biochem, 2010. 4).

칼슘과 비타민D

폐경기 여성들은 골다공증을 예방하기 위해 칼슘과 비타민D를 충분히 섭취해야 한다. 평소 한국인들은 우유와 치즈 같은 유제품을 잘 먹지 않기 때문에 칼슘 섭취량이 부족한 편이다. 따라서 특히 골다공증이 있는 여성은 우유와 요구르트를 매일 먹는 것이 좋다. 그러나 칼슘 보충제는 심장병을 증가시킬 수 있기 때문에 골다공증이 아주 심한 사람 외에는 칼슘 보충제 대신 칼슘이 풍부한 우유제품, 콩, 야채와 과일을 많이 먹고 꾸준히 운동을 하는 것이 최선의 방법이다. 그래서 저자는 두유를 최고의 음료수로 추천한다(부록 참고).

4. 항산화 물질

항산화 물질과

건강　　　　　　　　　항산화 물질이 많이 들어 있는 야채와
과일을 매일 먹으면 심장병, 중풍, 암을 예방하는 데 도움이 된다. 산화
작용은 식물을 썩게 하며 동물의 세포를 노화시킨다. 산화작용이 생기면
분자에서 전자가 이탈하여 불안전한 유기질이 생기는데 이것이 세포를
손상시켜 동맥경화증과 암 같은 질병을 유발시킬 수 있다는 것이다. 그런
데 식물과 동물에는 이런 유기질을 억제하는 항산화 물질이 있다.

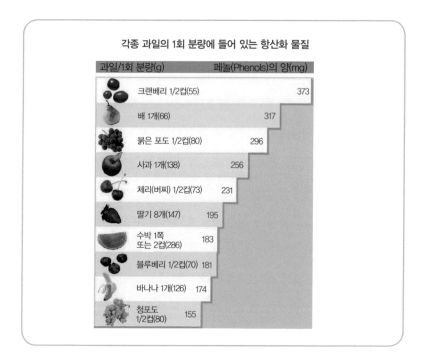

각종 과일의 1회 분량에 들어 있는 항산화 물질

과일/1회 분량(g)	페놀(Phenols)의 양(mg)
크랜베리 1/2컵(55)	373
배 1개(66)	317
붉은 포도 1/2컵(80)	296
사과 1개(138)	256
체리(버찌) 1/2컵(73)	231
딸기 8개(147)	195
수박 1쪽 또는 2컵(286)	183
블루베리 1/2컵(70)	181
바나나 1개(126)	174
청포도 1/2컵(80)	155

지구가 탄생한 후 약 38억 년 동안 많은 원시적 식물과 동물이 지구에 나타났으며 그 후 수많은 식물과 동물이 탄생했다가 영원히 사라졌다. 적자생존의 원칙은 동물의 세계뿐만 아니라 식물의 세계에도 적용되어 병균과 질병으로부터 자신을 보호해주는 항산화 기능을 많이 가진 식물들이 오늘날까지 생존하고 있다. 인간도 항산화 기능이 강한 식물을 섭취함으로써 질병과 노화를 방지하고 장수하는 데 도움을 받을 수 있을 것이다.

특히 야채와 과일에는 항산화 물질이 많이 포함되어 있는데 이것이 야채와 과일의 부패와 염증을 방지하는 효과가 있다. 즉, 항산화 물질은 식물과 과일에서 인간의 면역과 같은 기능을 한다고 볼 수 있다. 각종 비타민(A, C, E), 베타카로틴, 폴리페놀, 플라보노이드, 셀레늄, 타닌 등은 강력한 항산화 효과를 가지고 있다. 그리고 심근경색증과 뇌졸중을 발생시키는 동맥경화증은 산화된 저밀도 콜레스테롤 때문에 발생한다. 그러므로 항산화 작용으로 저밀도 콜레스테롤의 산화작용을 억제하면 동맥경화증의 예방을 기대할 수 있다. 또한 각종 암도 산화작용으로 발생하는 유기질이 세포의 유전자를 손상시켜 발생하는 것으로 알려져 있다.

항산화 물질은 특히 크랜베리(덩굴월귤), 배, 붉은 포도에 가장 많이 들어 있다. 각종 야채 특히 비트(빨간 사탕무), 양파, 시금치, 브로콜리, 당근, 양배추에도 많이 들어 있다.

각종 야채의 항산화 효과

비교　　　　　　　　　　　항산화제 효과는 유기산소 흡수기능
을 측정하는 오라크(ORAC)로 측정할 수 있다. 항산화 작용이 가장 강한
야채는 사탕무, 시금치, 브로콜리, 양배추 등 비교적 저렴한 야채들이다.
이 야채들은 항산화 효과가 높으므로 곤충과 질병에 강하며 재배하기도
쉽고 가격도 저렴하다. 즉, 싼 것이 반드시 비지떡은 아니며 귀하고 비싸
다고 꼭 좋은 것만은 아니다. 반면 한국인이 많이 먹는 토마토와 콩의 항
산화 효과는 비교적 약한 편이다.

항산화 물질은 우리가 쉽게 접할 수 있는 음료수에도 많이 들어 있다.

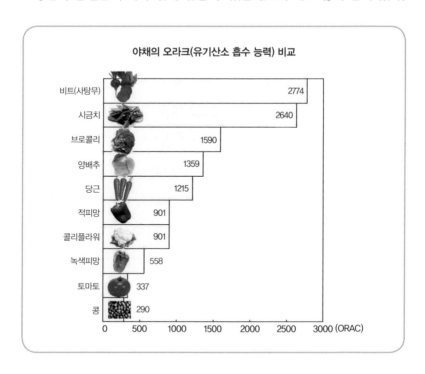

야채의 오라크(유기산소 흡수 능력) 비교

와인이 대표적이지만 홍차, 녹차, 우롱차에도 많이 들어 있다. 그러나 오렌지와 사과 주스에는 비교적 적은 양이 들어 있다. 와인에는 프라보놀, 레즈바트롤, 타닌 같은 항산화 물질이 많이 포함되어 있으며, 하루에 1~2잔 정도 마시면 심장병과 중풍을 예방하는 효과가 있다. 술을 마시지 않는 사람은 홍차, 녹차, 우롱차 등을 하루에 3~5잔 마시면 와인과 유사한 효과를 기대할 수 있다.

이미 언급한 바와 같이 각종 비타민(A, C, E), 베타카로틴, 셀레늄, 징크도 강한 산화물질이다. 이런 이유로 미국인의 약 20%가 각종 비타민을 장기적으로 복용하고 있으며, 그 시장 규모는 1년에 수조 원에 달한다. 지난 6년간 그 규모가 2배 가까이 증가했다고 한다. 한국에서도 각종 비타민과 건강식품의 시장 규모는 1년에 7천억 원이 넘으며 지금도 빠른 속도로 증가하고 있다.

그러나 그동안 시행된 많은 연구에서 제조된 비타민과 건강식품이 심장병과 암을 예방하거나 사망률을 감소시킨다는 과학적 근거는 찾아볼 수 없다. 따라서 저자는 제조된 비타민 또는 건강식품보다 야채와 과일 등 신선한 자연식품을 많이 섭취하도록 권한다.

항산화제를 많이 포함한 또 하나의 음식은 바로 초콜릿이다. 다음 그림은 항산화 물질인 플라보놀(flavonol) 함량을 비교한 것이다. 그림에서 보듯이 검은 초콜릿에 항산화 물질이 가장 많이 들어 있다. 그러나 더 중요한 것은 산화된 유기질을 제거하는 능력이다. 검은 초콜릿의 항산화 효과는 와인의 약 10배이며 홍차의 약 7배이다. 따라서 저자는 소량의 검은 초콜

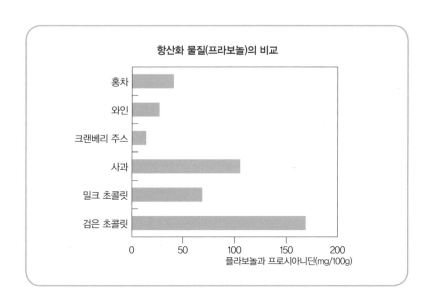

항산화 물질(프라보놀)의 비교

플라보놀과 프로시아니딘(mg/100g)

- 홍차
- 와인
- 크랜베리 주스
- 사과
- 밀크 초콜릿
- 검은 초콜릿

릿을 자주 먹는다. 밀크 초콜릿은 설탕과 지방이 많이 들어 있기 때문에 자주 먹지 않는 것이 좋다.

그동안 플라보노이드(flavonoids)와 심장병에 대해 11개의 연구가 발표되었는데 대상자들을 5년에서 28년간 추적한 결과(총 190,000명) 플라보노이드는 심장병 또는 중풍의 발생률을 0.81(19%)로 감소시킬 수 있었다(95% 신뢰범위 0.71~0.92)(Nutrition & Metabolism, 2006; 3: 2). 이 연구결과를 보면 강한 항산화 효과를 가진 검은 초콜릿은 심장병과 중풍을 예방하는 데 도움이 됨을 알 수 있다.

2장
음주와 심장병

1. 음주의 심장병 · 당뇨 · 치매 예방 효과

많은 사람들이 과음으로 건강과 가정을 파괴시키는 것이 사실이다. 그러나 술 특히 와인을 하루에 1~2잔씩 마시면 심장 질환과 사망률이 감소하고 중풍과 당뇨병뿐만 아니라 치매를 예방하는 효과가 있다. 그래서 저자는 하루에 와인을 1~2잔씩 마신다.

모든 술에는 에틸 알코올이 들어 있는데 의학적으로 술 1잔은 알코올 12~15mg을 포함한다. 에틸 알코올은 물보다 가벼우며 1ml의 무게는 0.79g이다. 각종 술의 알코올 함량은 와인 13.0%, 위스키 40%, 맥주 4%, 소주 20% 정도이다. 그러므로 술 1잔은 위스키(30ml), 와인(120ml), 맥주(300~400ml) 1잔, 소주 2잔(60ml)을 의미한다.

술을 평균 1~2잔 정도 소량으로 마시는 사람은 총 사망률이 감소한다.

그러나 여성의 경우는 술을 평균 1/2~1잔 정도 마셔도 사망률이 감소한다. (이런 이유로 저자는 와인을 약으로 생각하고 매일 1잔씩 마시고 있다.)

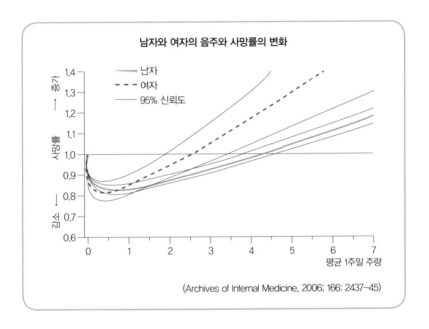

남자와 여자의 음주와 사망률의 변화

(Archives of Internal Medicine, 2006; 166: 2437-45)

이 그림에서 보듯이 여자는 술을 1일 반 잔에서 1잔, 그리고 남자는 하루 1~2잔을 마시면 사망률이 감소한다. 그러나 술을 평균 2.5잔 이상 마시는 여자와 평균 4잔 이상 마시는 남자에서는 사망률이 증가했다. 이 결과는 2006년까지 발표된 술과 총 사망률에 대한 모든 연구를 종합해서 분석한 것이다.

30년간 진행된 코펜하겐 연구에서 술을 안 마시는 사람에 비해 1주일에 1잔에서 21잔 마시는 사람에서 심장병과 모든 사망률이 의미 있게 감소했다. 그리고 술을 1주일에 21잔 이상 마시는 사람에서는 심장병 사망률은 감소했지만 암 사망률이 증가했다.

모든 술 중에서 와인이 가장 안전한 것으로 보인다. 증류주(위스키, 진 등)도 심근경색증을 예방하는 효과는 있지만 매일 3잔 이상을 마시면 암과 사망률이 증가한다. 소주는 연구되지 않았지만 이것도 증류주이기 때

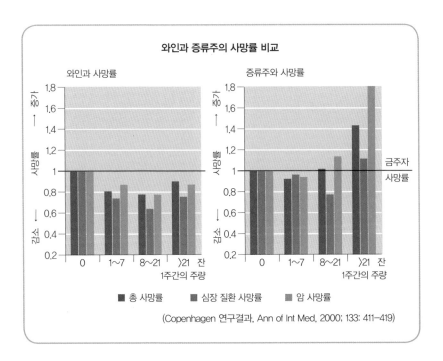

와인과 증류주의 사망률 비교

(Copenhagen 연구결과, Ann of Int Med, 2000; 133: 411-419)

문에 양주와 같이 매일 6잔 이상을 마시면 사망률이 증가할 것으로 생각된다.

맥주도 하루에 1~2잔 정도 마시면 심장병과 총 사망률이 감소하는 것으로 나타났다. 그러나 하루에 3잔 이상을 마시면 증류주보다는 낮지만 총 사망률과 암 사망률이 증가하였다. 또한 양주보다는 안전하지만 와인에 비해서는 위험도가 다소 높아 보인다. 그러므로 가장 안전한 술은 와인이며, 그 다음으로 안전한 것은 맥주이다. 증류주를 매일 3잔 이상 마시는 것은 위험하다고 보아야 할 것이다.

그런데 이런 차이가 반드시 술의 종류 때문은 아닐 수도 있다. 즉, 와인을 주로 마시는 사람의 생활습관이 위스키를 주로 마시는 사람보다 더 좋을 수 있으며, 위스키를 주로 마시는 사람 중에 과음으로 건강을 해치는 사람이 더 많을 수 있기 때문이다. 한국인이 주로 마시는 소주는 하루에 4잔(반병) 정도는 매일 마셔도 안전하다고 볼 수 있다.

3. 술과 치매의 예방

**소량의 술은
치매를 예방한다**　　　　　알콜중독은 뇌 조직을 위축시키고 인지 기능을 저하시킬 뿐만 아니라 치매를 오게 한다. 그러나 소량의 음주(하루 1~3잔)는 치매를 예방한다. 음주와 치매에 대한 각종 연구결과를 살펴보자.

1) 2008년 5월 영국 쉐필드 대학의 연구 팀이 영국의 노인병학술지에 그동안 술과 치매 발생률에 대해 발표된 논문 23편을 종합적으로 분석해 발표했다. 여기에 포함된 대상자는 65세 이상의 남녀 노인이었으며, 2년 이상 이들의 음주 상태와 치매 및 인지기능 장애의 발생률을 추적한 것이다.

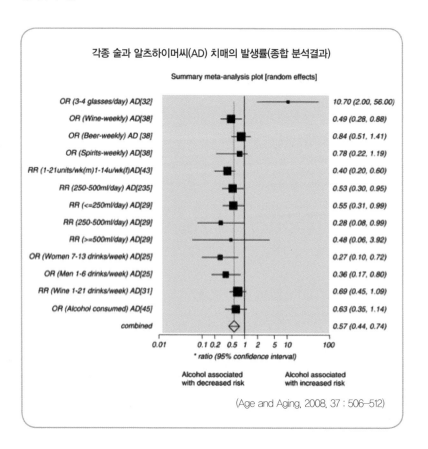

각종 술과 알츠하이머씨(AD) 치매의 발생률(종합 분석결과)

(Age and Aging, 2008, 37 : 506–512)

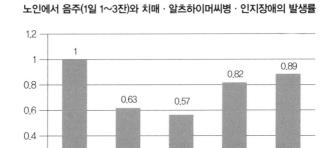

노인에서 음주(1일 1~3잔)와 치매 · 알츠하이머씨병 · 인지장애의 발생률

술을 안 마시는 사람을 1로 했을 때 술을 마시는 사람에서 모든 치매와 인지기능 장애 발생률은 0.63, 즉 37% 감소하였다. 특히 알츠하이머(Alzheimer)씨 치매는 0.57로 43% 유의한 감소를 보였다. 혈관성 치매(중풍으로 인한 치매)도 18% 감소하고 인지기능 장애도 11% 감소했지만, 이 차이는 통계적으로 유의하지 않았다.

2) 2008년 3월에는 스웨덴 여성의 음주와 흡연 그리고 치매에 대한 연구가 발표되었다(American Journal of Epidemiolgy; 167; 684–91). 이 연구에서는 38세부터 60세의 여성 1,462명을 1968년부터 2002년까지 추적한 결과 총 164명에게 치매가 발생했다.

이 연구에서는 와인을 하루에 1~3잔 정도 마신 여성에서 치매가 약 40% 감소했다. 그러나 맥주와 증류주를 마시는 여성에서는 치매가 유의하게 감소하지 않았다. 그리고 금연자에 비해 흡연자에서 치매가 18% 정도 증가했다. 흡연 여성에서는 와인을 하루 1~3잔 정도 마신 여성에서 치매가 약 60% 감소했지만, 비 흡연 여성에서는 와인이 치매 발생률을 유의하게 감소시키지 않았다. 그 이유는 비 흡연자는 치매 발생률이 낮을 뿐만 아니라 연구 대상자 수가 부족하기 때문으로 해석할 수 있다.

3) 2011년 7월에는 75세 이상의 독일 노인에서 음주와 치매 발생률에 대한 연구가 발표되었다(Age and Aging, 2011). 이 연구에서는 3,202명을 3년간 추적한 결과 217명에서 치매가 발생했다. 연구 시작 전에 약 50%의 노인이 술을 마시고 있었는데 금주자에 비해 술을 하루 1~3잔 정도 마시는 사람에서 모든 치매 발생률이 0.71(0.53~0.96)로 29% 감소했다. 그리고 알쯔하이머씨병 위험율은 0.58(0.38~0.89)로 42%의 감소를 보였다. 이연구에서도 술을 하루에 1~3잔(20~29g) 정도 마시는 노인에서 알츠하이

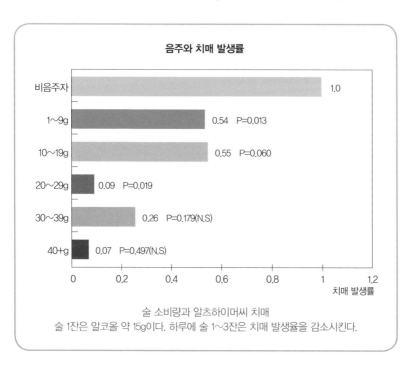

술 소비량과 알츠하이머씨 치매
술 1잔은 알코올 약 15g이다. 하루에 술 1~3잔은 치매 발생율을 감소시킨다.

머씨병이 가장 많이 감소했다.

4) 2014년에는 미국 신경학술지 〈신경학(Neurology)〉이 음주와 치매에 대해 65세에서 83세의 노인 3,542명의 인지기능 장애(MMSE 23 이하)에 대해 6년간 연구한 결과를 발표했다. 이들의 유전자를 검사하고 인지장애를 연구한 결과 술을 전혀 안 마시거나 어쩌다 한 번씩 마시는 사람에 비해 술을 1주일에 15잔 정도(소량의 음주자) 규칙적으로 마시는 사람에서 인지장애가 23% 감소했으며, 술을 1주일에 15~27잔 정도 마시는 사람에서 35% 감소했다. 반면 과음하는 사람, 즉 1주일에 28~34잔 마시는 사람에서는 인지장애가 5% 증가했다.

이 모든 연구는 유럽과 미국에서 이루어졌다. 특히 유럽 사람들은 거의 매일 와인이나 맥주를 식사와 같이 1시간에서 3시간에 걸쳐 마신다. 그러나 우리는 술을 1주일 또는 한 달에 한두 번 마시며 한 번에 마시는 주량이 많다.

또한 우리는 폭탄주 또는 소맥으로 술을 빨리 마신다. 술은 빨리 마실수록 혈중 농도가 올라가며 이것이 특히 해롭다. 술은 소량으로 천천히 마시면 약이지만 많은 양을 빨리 마시면 독이 된다. 가장 바람직한 것은 술을 매일 1잔에서 3잔 정도 천천히 마시는 것이다. 이렇게 한다면 술 특히 와인은 심장병, 중풍뿐만 아니라 치매 예방에도 효과적인 약이 될 수 있을 것이다.

과음은
독이다

독자들의 주변에는 과음으로 건강을 해치고 인생을 망친 사람이 있을 것이다. 반드시 알코올 중독자가 아니더라도 과음은 거의 모든 장기에 지장을 초래한다. 건강에 이상을 일으키는 음주량은 사람에 따라 차이가 있으며, 여성의 안전한 음주량은 남성의 약 2/3 정도이다. 소주를 매일 1병 이상 마시거나 와인을 반병 이상 마시면 건강을 해칠 위험성이 높다.

술은 고칼로리 음료수이다. 술 1잔에는 평균 12~15ml의 알코올이 들어 있는데 이것은 80kcal의 에너지를 공급한다. 이는 체중이 74kg인 사람이 약 17분 걸었을 때 소비되는 에너지로서 술을 3잔 정도 마시면 약 50분을 걸어야 그 에너지를 소비할 수 있다. 지방이 은행에 예치된 돈이라면 알코올은 현금과 같이 즉시 사용할 수 있는 에너지이다. 그러므로 술을 마시면 당원(글리코겐)이나 지방 대신 알코올을 에너지로 사용하게 된다. 비만으로부터 탈피하려면 우선 술을 끊어야 한다. 그런데 한국인은 술을 마실 때 안주를 많이 먹어서 더 많은 칼로리를 섭취하게 된다.

술을 마시지 않는 사람은 녹차와 홍차(하루 3~5잔), 과일주스(토마토, 키위, 당근), 코코아 음료로 좋은 효과를 기대할 수 있다. 포도도 좋은 음식이지만 포도껍질을 같이 먹어야 하며 당분이 많기 때문에 너무 많이 먹는 것은 좋지 않다. 검은 초콜릿에는 항산화 물질이 많이 들어 있으므로 검은 초콜릿을 홍차나 녹차와 같이 먹으면 항산화 물질을 많이 섭취할 수 있다.

3장
운동과 심장병의 예방

1. 운동을 많이 할수록 사망률이 감소한다

운동을 매일 30분 정도하면 고혈압, 심장병, 중풍, 당뇨병뿐만 아니라 사망률도 감소한다. 특히 노인은 조깅 또는 등산이 아니더라도 하루 30분만 속보로 걸어도 사망률이 감소한다. 하지만 심한 운동은 심장사를 유발할 수 있다.

다음은 꾸준한 운동의 효과를 나열한 것이다.

- 평상시 심박동수가 감소하며, 심박동수가 느린 사람에서 심장병 발생률이 감소하고 장수한다.
- 최고혈압이 5mmHg 감소한다.
- 95개의 연구결과를 종합적으로 분석한 결과 총 콜레스테롤을 7~

13mg%, 악성 콜레스테롤(LDL)을 3~11mg%, 중성지방을 14~22mg% 감소시킨다. 그리고 심장병을 예방하는 양성 콜레스테롤(HDL)을 증가시킨다.

- 허혈성 심장병과 사망률을 감소시킨다.
- 비만 특히 복부비만을 예방하는 데 효과적이다.
- 골다공증을 예방한다.
- 건강에 대한 자신감을 주고 정신적 스트레스를 해소시킨다.

운동의 부작용으로는 부상과 심한 운동으로 인한 심근경색증과 돌연사가 있을 수 있다. 그러나 안전수칙을 지키고 꾸준히 운동을 하면 합병증을 예방할 수 있다. 단, 60세 이상은 운동을 시작하기 전에 운동부하 검사와 심장 초음파 검사를 해보고 돌연사의 우려가 있는지를 미리 알아보는 것이 좋다.

미국의 여자간호사연구에 의하면 운동을 안 하는 여성에 비해 운동을 많이 하는 여성일수록 허혈성 심장병(심근경색증, 심장사)이 감소하는 것으로 나타났다(NEJM, 1998). 이 연구는 30~55세의 여자 간호사를 16년간 추적한 결과이다. 대상자들을 운동량에 따라 5등분하면 운동을 제일 많이 한 군에서 운동을 가장 적게 한 군에 비해 심장 질환 발생률이 34% 감소하였다.

조깅이나 수영 같이 심한 운동을 하지 않아도 많이 걸을수록 심혈관 질환이 감소했다. 그리고 천천히 걷는 여성에 비해 1주일에 3시간 이상 빨

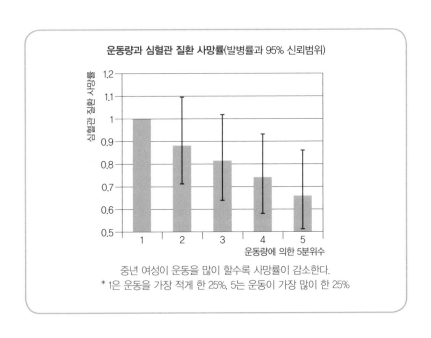

운동량과 심혈관 질환 사망률(발병률과 95% 신뢰범위)

중년 여성이 운동을 많이 할수록 사망률이 감소한다.
* 1은 운동을 가장 적게 한 25%, 5는 운동이 가장 많이 한 25%

리 걷는 여성에서 심장병 발생률이 30% 감소하였다.

운동과 수명에 대한 연구는 미국과 핀란드에서 발표되었는데 운동을 많이 할수록 사망률이 감소하는 것으로 나타났다. 미국의 연구는 하와이에 사는 일본계 비흡연자 노인(61~81세)을 12년간 추적한 결과이다. 이 연구에서 하루 평균 3.2km 이상을 걷는 사람에 비해 1.6km 이하를 걷는 사람에서 사망률이 1.8배로 증가하였다. 즉, 운동을 많이 한 노인에서 사망률이 거의 반으로 감소하였다.

또 하나의 연구는 핀란드에서 보고되었는데 1,800명의 남녀 쌍둥이를 17년간 추적하였다. 이 연구에서도 운동을 많이 한 사람에서 사망률이 약 60% 감소하였다(JAMA, 1998).

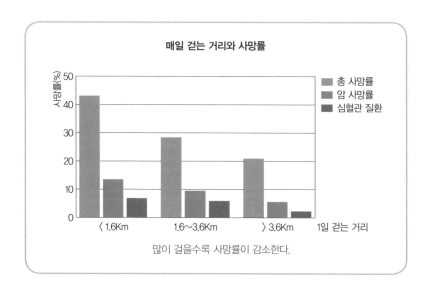

매일 걷는 거리와 사망률

총 사망률
암 사망률
심혈관 질환

사망률(%)

〈 1.6Km   1.6~3.6Km   〉3.6Km   1일 걷는 거리

많이 걸을수록 사망률이 감소한다.

이상의 연구들에서 심한 운동이 아니더라도 매일 2~3km를 다소 빠른 속도로 걸으면 심혈관 질환과 사망률이 확실히 감소하는 것을 알 수 있다. 2008년 1월에 발표된 코펜하겐 연구결과에서도 운동을 안 하고 술을 마시지 않는 사람에서 사망률이 가장 높았으며, 운동을 하면서 소량의 술을 마시는 사람이 가장 장수했다. 이 연구는 코펜하겐 시민 11,914명을 20년간 추적한 것인데, 술을 소량 마시면서 운동을 많이 하는 사람에서 총 사망률이 약 30% 감소하였다.

이 모든 연구결과를 종합해보면 매일 30분 정도의 활발한 걷기와 와인 1~2잔은 심장병을 예방하고 생명을 연장하는 좋은 생활습관이다. 운동과 와인이 심장병을 예방하는 이유 중 하나는 좋은 콜레스테롤(HDL)이 증가하여 죽상 경화증을 호전시키는 효과가 있기 때문이다.

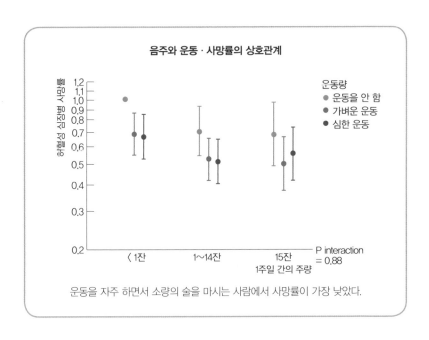

음주와 운동 · 사망률의 상호관계

운동량
● 운동을 안 함
● 가벼운 운동
● 심한 운동

P interaction = 0.88

1주일 간의 주량

운동을 자주 하면서 소량의 술을 마시는 사람에서 사망률이 가장 낮았다.

2. 규칙적인 운동이 당뇨병을 예방한다

당뇨병을 가장 확실하게 예방하는 방법은 운동을 열심히 하고 체중을 정상으로 유지하는 것이다. 미국의 간호사연구(40~65세, 70,102명)에서 운동량과 당뇨병 발생률을 16년간 연구한 결과 운동량이 가장 적은 여성에 비해 운동을 가장 많이 한 여성에서 당뇨병이 46% 감소하였다.

운동의 당뇨병 예방 효과는 2만 명의 미국 남성 의사들을 상대로 한 미국내과의사학회(U.S. physicians Study)에서도 확인되었다. 운동을 거의 하지 않는 남성에 비해 운동을 1주일에 5일 이상 하는 남성에서 당뇨 발생률

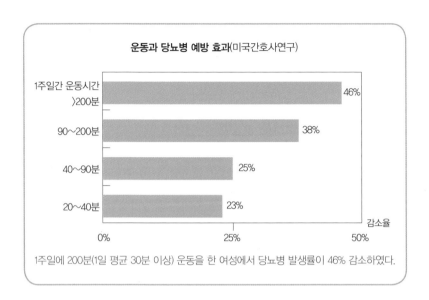

운동과 당뇨병 예방 효과(미국간호사연구)

1주일에 200분(1일 평균 30분 이상) 운동을 한 여성에서 당뇨병 발생률이 46% 감소하였다.

이 52%나 감소했다.

2007년에는 10가지의 연구를 종합 분석한 결과가 발표되었다(Diabetes Care). 이 분석에서 모두 30만 명을 포함한 10개의 전향적 연구를 분석한 결과 조금 빠른 속도로 1주일에 2시간 30분을 걷는 사람에서 전혀 걷지 않는 사람에 비해 당뇨병이 30% 감소했다.

이 모든 연구결과를 볼 때 1일 30분 정도의 규칙적 운동이 심장병, 당뇨병, 중풍의 발생률과 총 사망률을 감소시키는 것은 확실하다. 특히 노인에서는 운동이 더욱 중요하다. 그리고 운동을 하면서 술을 하루 1잔 정도 마시면 장수에 더 큰 도움이 될 수 있다.

운동을 할 때는 빨리 걸을수록 효과가 더욱 크다. 아마도 한국은 세계에서 등산하기 가장 좋은 나라일 것이다. 평지에서 걷는 것도 좋지만 1주일에 3일 정도 약 1시간씩 낮은 산을 오른다면 심장병 예방과 장수에도 많은 도움이 될 것이다.

3. 심한 운동은 돌연사를 일으킬 수 있다

매년 수백 명의 등산객들이 등산을 하다가 사망한다. 그런데 이 중의 약 절반은 심장마비가 원인이다. 이들 중에는 심장병이 있었던 사람도 있지만 평소 아무 질병도 없었던 사람도 많다.

운동을 마치 만병통치약처럼 생각하는 사람도 있다. 며칠 전 저자에게 치료를 받던 70세 환자가 2시간 운동을 한 후 목욕탕에서 쓰러져 죽었다(No. 7607). 이 환자는 심장의 벽이 두터워지는 심근증이라는 병을 가지고 있었다. 부인의 말에 의하면 이 환자는 운동만 열심히 하면 약을 먹지 않아도 된다는 생각으로 약도 끊고 매일 2시간씩 운동을 했다고 한다.

이런 사고를 예방하기 위해서 심장에 이상이 있거나 60세 이상인 경우에는 심한 운동을 시작하기 전에 운동부하 검사를 받아보는 것이 좋다. 운동으로 모든 심장병을 예방할 수는 없으며, 운동으로 심장병을 치료할 수도 없다는 사실을 기억하기 바란다.

4장
소금 섭취와 심장병

1. 저염식과 심장병 사망률의 증가

세계보건기구는 1일 소금 섭취량을 5~5.5g으로 줄이도록 권장하고 있으며 의사들은 물론 언론매체에서도 저염식을 하라고 강조한다. 그러나 최근 발표된 과학적 연구는 1일 소금 섭취량이 5g 이하이면 사망률이 증가하며, 1일 8~15g이 적당하다고 보고한다.

1970년대에 한국인의 1일 평균 소금 섭취량은 18~20g으로 보도되었다. 그러나 보건복지부에 의하면 2011년 평균 소금 섭취량은 12g으로 감소했다. 거의 대부분의 한국인이 더 이상 소금 섭취량을 줄이지 않아도 될 정도가 된 것이다.

2003년에 발표된 연구에서 고혈압이 있는 사람에서 1~3개월간 소금 섭취를 4.6g 줄이면 평균 최고혈압이 5mmHg 내려가고 최저혈압은

2.7mmHg 내려갔다. 이 연구에서 소금 섭취량은 24시간 소변으로 측정되었다. 이 결과는 11편의 연구결과를 종합한 것이며, 환자 수는 총 734명이었다(Hypertension, 2003). 고혈압이 없는 사람에서도 연구가 진행되었는데 소변 검사로 측정한 평균 소금 섭취량은 4.4g 감소했으며 최고혈압은 2.74mmHg, 최저혈압은 1mmHg 내려갔다(총 대상자 2,220명).

소금을 너무 많이 섭취하면 사망률이 증가한다는 연구결과가 있다. 핀란드에서 소금 섭취량이 6g 증가하면 관상동맥질환, 심혈관 질환, 총 사망률이 25~50% 증가한다는 연구결과가 발표되었다. 이 연구는 24시간 소변으로 나오는 소금을 측정하여 얻은 결과이기 때문에 정확하다고 볼 수 있다. 저염식이 심장병이나 중풍에 효과가 있는지 알아보기 위해서는 5년 이상 꾸준히 식이요법을 해야 하는데 이것을 실천하기는 어려운 일이

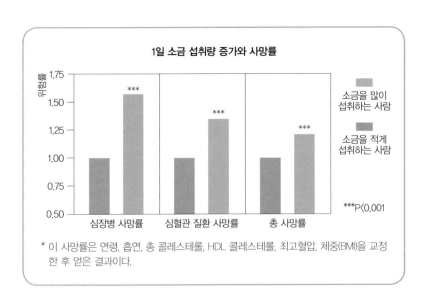

* 이 사망률은 연령, 흡연, 총 콜레스테롤, HDL 콜레스테롤, 최고혈압, 체중(BMI)을 교정한 후 얻은 결과이다.

다. 이 연구결과들은 소금을 필요 이상으로 섭취하면 혈압이 증가할 뿐만 아니라 심장병, 중풍, 총 사망률이 증가한다는 것을 보여준다.

세계보건기구(WHO)와 보건기관들은 1일 나트륨(Na) 섭취량을 약 2g(소금으로는 5g)으로 제한할 것을 권장하고 있다. 그 이유는 소금을 과다하게 섭취하면 혈압이 상승하고, 단기적으로 1일 소금 섭취를 5g 이하로 줄이면 최고혈압이 3~5mmHg 정도 내려갈 수 있기 때문이다. 그러나 이런 저염식을 장기간 유지하는 것은 쉬운 일이 아니며, 아직까지 장기적으로 소금 섭취를 엄격하게 줄이면 총 사망률 또는 심근경색증이나 뇌졸중을 예방한다는 신빙성 있는 연구결과도 발표되지 않았다.

이런 상황에서 2011년에 3편의 연구 논문이 발표되었다. 논문에서는 저염식이 사망률이나 심혈관 질환을 감소시키지 못할 뿐만 아니라 엄격한 저염식이 사망률과 심혈관 질환을 증가시킬 수 있다고 발표해 학계에 큰 파문이 되고 있다.

2011년 5월에는 미국의 의학학술지 JAMA가 2편의 연구결과를 발표했는데 첫 번째 논문은 미국인의 영양조사 결과이다. 이 연구에서는 2,688명의 심한 비만(평균 BMI 약 32Kg/M2)과 6,797명의 정상체중(BMI 약 23Kg/M2) 대상자들을 약 19년간 추적했다. 소금 섭취량을 1일 식단으로 계산하고 소금을 많이 섭취하는 사람과 적게 섭취한 사람을 비교한 결과 비만인 사람에서는 심장병과 중풍이 소금을 많이 섭취하는 사람에서 더 많았다. 그러나 체중이 정상인 사람에서는 양군 간에 아무 차이가 없었다. 평균 BMI 32는 심한 비만이며, 한국인 중에는 이런 사람이 수백 명 중 1

명 정도일 것이다.

두 번째 논문에는 벨기에 루벤대학의 스텟슨(Staesson) 박사 팀이 심장병이 없으면서 고혈압도 없는 2,096명과 심장병과 고혈압이 있는 1,499명을 연구한 결과가 발표되었다. 연구 시작 전에 24시간 소변으로 배출하는 소금의 양을 측정하고 대상자들을 평균 9.6년간 추적한 결과 소금을 가장 적게 배출하는 1/3군에서 소금을 제일 많이 배출하는 1/3에 비해 사망률이 50%나 증가했다는 연구결과를 발표하여 학계에 적지 않은 파문을 일으키고 있다.

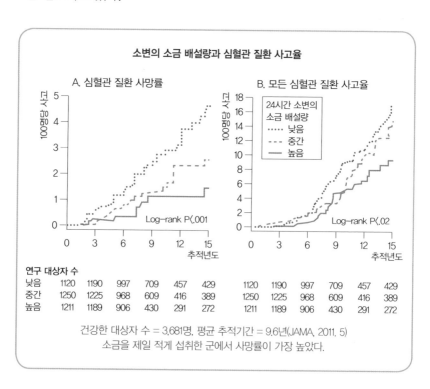

소변의 소금 배설량과 심혈관 질환 사고율

A. 심혈관 질환 사망률

B. 모든 심혈관 질환 사고율

24시간 소변의
소금 배설량
낮음
중간
높음

Log-rank P⟨.001

Log-rank P⟨.02

추적년도

추적년도

연구 대상자 수

낮음	1120	1190	997	709	457	429	1120	1190	997	709	457	429
중간	1250	1225	968	609	416	389	1250	1225	968	609	416	389
높음	1211	1189	906	430	291	272	1211	1189	906	430	291	272

건강한 대상자 수 = 3,681명, 평균 추적기간 = 9.6년(JAMA, 2011. 5)
소금을 제일 적게 섭취한 군에서 사망률이 가장 높았다.

이후 JAMA는 2011년 11월에 캐나다의 유습(Yusuf) 교수 팀의 연구결과(ONTARGET & TRANSCEND)를 발표했는데 이 연구는 고혈압이 있는 60~70대의 노인 28,000명을 대상으로 했다. 지금까지 발표된 고혈압 연구 중에서 가장 규모가 클 뿐만 아니라 가장 과학적으로 이루어진 연구이다. 이 연구에서도 24시간 소변에서 배출되는 소금의 양을 측정하여 5년 간 관찰한 결과 소금을 10~15g 정도 배출한 군에서 사망률이 가장 낮았으며, 소금을 5g 이하 섭취한 군과 18g 이상 섭취한 군에서 사망률이 유의하게 증가했다.

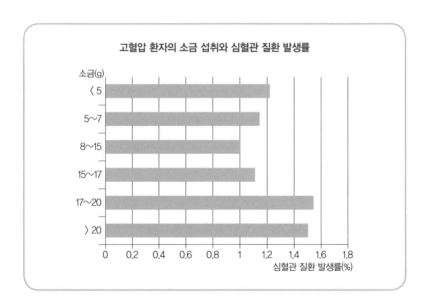

2. 저염식과 심부전증

당뇨병의 가장 심각한 합병증의 하나가 말기 신장(腎臟) 질환이다. 이 병이 오면 인공투석을 받아야 한다. 그래서 의사들은 특히 당뇨병이 있으면 음식을 싱겁게 머으라고 말한다. 그런데 인슐린 주사를 맞아야 하는 제I형 당뇨병 환자에서 음식을 너무 싱겁게 먹으면 말기 신장병이 증가한다는 연구결과가 발표되었다(Diabetes Care, 2011. 4). 이어 인슐린 대신 약물 치료를 받는 제II형 당뇨병 환자에서도 소금을 적게 먹을수록 말기 신장병이 증가한다는 연구결과가 발표되었다. 이 연구는 630명의 당뇨 환자를 9.9년간 연구했는데 소금 섭취를 가장 적게 한 10%의 환자에서 소금을 더 많이 먹은 환자 90%보다 말기 신장병 발생률이 무려 6배나 증가했다.

심장근육이 약해져서 생기는 심부전증(心不全症)이 오면 콩팥의 기능이 나빠지고 소디움의 배설이 감소하며 부종이 생긴다. 그래서 의사들은 심부전증이 있으면 소금을 1일 3g 정도로 줄이라고 말하며 이뇨제도 준다. 이뇨제는 나트륨의 배설을 증가시켜서 소변을 많이 나오게 하는 약이다.

그동안 심부전증 환자의 소금 섭취에 대해 6편의 연구결과가 발표되었는데 이 결과를 종합적으로 분석한 결과가 영국의 의사협회지(Heart, 2011. 7)에 발표되었다. 이 연구에 포함된 대상자는 모두 2,747명이었다. 소금을 1일 평균 6.09g 섭취한 군에 비해 소금을 1일 4.2g 섭취한 군에서 총 사망률은 1.95배, 돌연사는 1.72배, 심부전증으로 인한 사망률은 2.2배로 증가했으며, 심부전증으로 다시 입원한 환자도 2.1배로 증가했다. 이 환자들은 저염식 외에도 이뇨제를 사용했기 때문에 몸에 소금이 부족했을 것이다. 따라서 심부전증 환자에서도 엄격한 저염식은 신장병과 사망률을 증가시켰다.

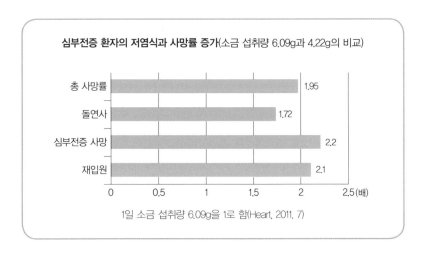

심부전증 환자의 저염식과 사망률 증가(소금 섭취량 6.09g과 4.22g의 비교)

1일 소금 섭취량 6.09g을 1로 함(Heart, 2011. 7)

그러면 왜 엄격한 저염식이 사망률을 증가시키는가? 소금은 우리에게 필수적인 영양소이다. 이것이 부족하면 콩팥에서 소금의 배설을 억제하기 위해 레닌과 알도스테론이라는 호르몬을 만드는데 이 호르몬은 혈압을 상승시키고 동맥경화증을 유발하는 나쁜 호르몬이다. 현재 가장 많이 사용되고 있는 고혈압 치료제가 바로 에이스 억제제와 알도스테론 차단제이다.

이 모든 연구결과를 분석해보면 1일 5g 이하의 지나친 저염식은 모든 사람 특히 고혈압, 당뇨병, 심부전증 환자에게 해로운 것이 확실하다. 그러나 소금을 하루에 17g 이상 섭취하는 것도 심장병과 사망률을 증가시킨다. 그러므로 김치와 국에 소금을 많이 사용하지 말아야 하며, 스팸 같은 캔에 들어 있는 가공된 고기와 햄버거나 피자 같은 음식은 자주 먹지 말아야 한다.

반면 건강에 관심이 많은 노인들 중에는 음식을 너무 싱겁게 먹으면서 건강을 해치는 사람도 있다. 그러므로 모든 성인은 24시간 소변 검사를 해서 자신이 소금을 얼마나 섭취하고 있는지 정확히 알아보고 그 양을 조정하는 것이 좋을 것이다.

5장
체중과 심혈관 질환

1. 마른 노인이 빨리 죽고 살찐 노인이 오래 산다

체중보다 허리둘레가

더 중요하다　　　　　　현재 모든 병원에서 사용되고 있는 비만의 기준은 18세 이상의 성인에게 모두 똑같이 적용된다. 저자의 현재 체중은 대학생 시절보다 약 10kg이 늘었다. 우리가 20대의 체중을 70대나 80대까지 유지하는 것은 불가능할 뿐 아니라 반드시 건강에 좋은 것만은 아니다. 따라서 저자는 이미 1998년에 출간한 책에서 정상체중의 기준은 나이에 따라 바뀌어야 한다고 주장한 바 있다.

전 세계에서 비만도는 체질량지수(Body Mass Index, BMI)로 측정된다. BMI는 체중(kg)을 신장(m)의 자승으로 나누어서 얻은 값으로 체중을 신장으로 두 번 나누면 쉽게 그 값을 구할 수 있다. 저자의 체중은 77kg이며 신장은 1.76m이므로 저자의 BMI는 78kg÷1.76m÷1.76m=25.2이다. 저자가 건강진단을 받으면 체중을 10kg 줄이라고 나온다. 하지만 지금 10kg을 빼는 것은 불가능할 뿐만 아니라 건강을 해치는 일이 될 것이다.

BMI 25는 WHO 기준으로는 과체중이며, 아시아비만학회 기준에 의하면 1단계 비만이다. 그러나 실제로 모든 연구에서는 BMI 25군에서 사망률이 가장 낮은 것으로 나온다. 에스라인이 미의 상징이 되면서 너도 나도 살 빼기에 나섰고 급기야 마른 사람이 더 건강하게 오래 산다고 믿게 되었지만 사실은 저체중이 비만보다 더 해롭다. 물론 그 사실을 아는 사람은 거의 없다.

미국의 NIH와 세계보건기구(WHO), 아시아비만학회의 비만 기준

분류	NIH, WHO 기준 BMI(kg/m²)	아시아비만학회 기준 BMI(kg/m²)
저 체 중	18.5 이하	18.5 이하
정상범위	18.5~24.9	18.5~22.9
전 비 만	25~29.9	23~24.9
1단계 비만	30~34.9	25~29.9
2단계 비만	35~39.9	30 이상
3단계 비만	40 이상	

전 세계적으로 비만의 기준은 체중과 신장을 같이 계산한 BMI를 사용하고 있다.

$$BMI = 체중(kg) ÷ (키(m) × 키(m))$$

예를 들면 키가 155cm인 사람의 체중이 75kg이면 BMI는 75÷(1.55×

1.55) = 31이다. 이 방법의 단점은 골격이 크고 근육이 많이 발달한 사람에서는 체지방이 정상인데도 비만으로 평가될 수 있다는 점이다.

심혈관 질환 발생을 예측하는 데 복부비만이 BMI보다 더 중요하다는 사실이 확인되었기 때문에 BMI보다는 복부비만을 비만의 기준으로 하는 것이 바람직하다. 그러나 아직까지 복부비만과 연령별 사망률에 대한 통계는 찾아보기 힘들다.

복부비만은 배꼽을 통하는 허리의 최대 둘레로 측정하는데 미국의 보건원(NHLBI/AHA), 유럽의 국제당뇨협회(IDF), 대한비만학회는 복부비만을 다음과 같이 정의하고 있다.

각 기관에서 제시한 정상 허리둘레 기준

	미국 콜레스테롤 교육 지침(TPⅢ, 2001)-미국 보건원(2005)	유럽 국제당뇨협회 (2005)	대한비만학회
남성	〉102cm	≥ 94cm	〉90cm
여성	〉88cm	〉88cm	≥ 85cm

최근에 사용되는 또 하나의 방법은 초음파로 복강 내의 내장지방을 직접 측정하는 것이다. 복부지방은 피하지방과 복강 내의 내장지방으로 구성되어 있는데 피하지방보다는 내장지방이 당뇨병 또는 동맥경화증과 직접적 관계가 있기 때문이다. 내장지방의 정상수치는 남성에서 47.6mm, 여성에서는 35.5mm 이하로 보고되고 있다.

중년과 노인이 되면서 어느 정도의 체중 증가는 정상으로 볼 수 있다. 노인이 되었는데도 청춘 시절의 몸을 그대로 유지하는 것은 불가능한 목

표일 뿐만 아니라 반드시 좋은 것도 아니다. 최근에는 체중이 가벼운 노인에서 사망률이 증가하며 오히려 체중이 증가한 노인에서 사망률이 감소한다는 연구결과들이 속출하고 있다. 그러므로 저자는 건강에 지장을 주지 않는 BMI와 허리둘레를 연령별로 다음과 같이 차별화해야 한다고 생각한다.

저자가 추천하는 연령별 체질량지수(BMI)와 허리둘레

나이(세)	BMI(kg/㎡)	허리-남자(cm)	허리-여자(cm)
19~24	19~22	88	83
25~34	20~23	89	84
35~44	21~24	90	85
45~54	22~25	91	86
55~65	23~26	92	87
66세 이상	24~27	94	88

위의 범위 내에서의 체중과 허리둘레는 질병 발생률이나 사망률을 증가시키지 않는다고 보고하고 있다. 허리둘레는 체중보다 더 중요한 건강지수이며, 허리와 엉덩이 비율을 0.9 이하로 유지하는 것이 건강에 좋다. 물론 허리가 날씬하면 보기에도 좋다.

체지방은 신체의 전기교류저항성(BIA)으로 측정할 수 있다. 체지방은 여성에서 더 많으며 또 나이가 들면서 체지방도 증가한다. 그러므로 저자는 다음과 같은 기준이 적당하다고 본다.

저자가 추천하는 연령별 체지방 비율

연령	체지방	
	남성	여성
20~40대	20% 이하	30% 이하
40대 이후	25% 이하	37% 이하

체지방, 즉 비만의 정도는 지방세포의 수와 크기에 따라서 결정된다. 지방세포 수는 선천적으로 결정되는데 태아일 때 급격히 증가하다가 출생 후 13세까지는 느리게 증가하며, 성인이 되면 더 이상 증가하지 않는다. 성인이 된 후에도 지방질이 계속 증가하는 이유는 지방세포가 중성지방을 흡수하여 커지기 때문이다.

비만은 필요 이상의 칼로리를 섭취하지만 칼로리 소모가 부족하기 때문에 발생한다. 그러나 유전적인 원인도 다분히 있다. 우리의 피 속에는 중성지방을 지방세포로 흡수하는 효소가 있는데, 이 효소가 선천적으로 활성화되어 있으면 비만이 잘 생기며, 이 효소의 활동성이 약하면 비만증이 잘 생기지 않는다.

비만은 흔히 상체형(남성형)과 하체형(여성형)으로 구분된다. 상체형에서는 주로 배와 가슴에 지방질이 축적하며, 하체형에서는 엉덩이와 넙적다리에 지방질이 많아진다. 상체형 비만은 관상동맥질환의 위험인자지만 하체형은 동맥경화증과 직접적인 관계가 없다고 보면 된다. 결론적으로 많이 사용되고 있는 BMI보다는 복부비만이 더 중요한 건강지표이며, 이것은 연령에 따라 차별화되어야 할 것이다.

복부비만이

건강에 해로운 이유

• 비만은 고혈압의 원인이 된다.

• 악성 콜레스테롤과 중성지방을 증가시키며 양성 콜레스테롤을 감소
  시킨다.

• 인슐린 저항성을 유발하여 대사증후군과 당뇨병의 원인이 된다.

• 허혈성 심장병의 위험인자이다.

• 호흡곤란을 일으켜 운동장애를 가져온다.

• 퇴행성 관절염을 악화시키며 골절과 외상의 가능성을 증가시킨다.

• 특히 젊은 층에서는 심리적인 불안증의 원인이 된다.

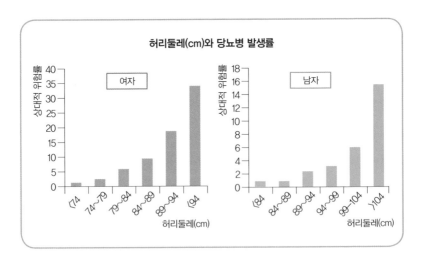

위 그림에서 보듯이 허리둘레가 여성에서는 89~94cm, 남성에서는
99~104cm 일때 당뇨병이 5배에서 10배 이상 증가한다. 특히 여성에서는

심한 복부비만이 당뇨병을 20배 이상 증가시킬 수 있다.

2. 비만에서 탈출하는 10가지 방법

비만을 예방하기 위해 가장 바람직한 음식은 전통적인 한국음식이다. 잦은 외식 특히 양식과 중식 요리는 비만의 원인이 되며 햄버거, 피자 또는 튀긴 닭고기 등은 너무 자주 먹지 않는 것이 좋다.

비만을 예방하기 위해 저자가 권하는 식이요법은 다음과 같다.

1) 전통적 한국음식은 저칼로리 음식이다. 그러나 밥을 많이 먹어서 비만이 되는 사람이 많다. 백미 대신 현미와 잡곡밥을 먹고, 야채와 과일을 자주 먹으면 체중감소에 효과적이다.

2) 칼로리가 많은 음식 특히 기름에 튀긴 음식과 피자, 햄버거 등 고칼로리 음식을 피한다.

3) 소식으로 공복감이 생기면 물과 홍차, 녹차, 보리차 등을 수시로 마시며 오이, 당근, 샐러리, 피망 같은 야채로 공복감을 해소한다.

4) 간식을 피하고 과자, 사탕, 케이크 등을 먹지 않는다.

5) 간식과 밤참을 먹지 않는다.

6) 식사하기 30분에서 1시간 전에 물을 두 컵 정도 마시면 포만감 때문에 소식을 하는 데 도움이 된다.

7) 식사를 천천히 한다. 음식을 먹은 후 우리 뇌가 포만감을 느끼기까

지 약 1시간 정도 걸린다고 한다. 따라서 음식을 빨리 먹으면 미처 포만감을 못 느껴서 필요 이상으로 많이 먹게 된다.

8) 술을 금한다. 술은 영양가 없는 에너지로서 술이 들어가면 우리 몸은 지방질 대신에 알코올을 산화시켜 에너지를 공급받는다. 뿐만 아니라 술을 마시면 안주를 많이 먹어 칼로리 섭취가 증가하게 된다. 술을 금하거나 하루에 1~2잔 이상 마시지 않는다.

9) 유산소 운동, 즉 등산, 조깅, 빨리 걷기, 에어로빅, 자전거 타기, 수영, 줄넘기 등을 하루에 30~40분씩 규칙적으로 한다. 아파트에서는 엘리베이터 대신 계단을 이용하는 것도 좋은 습관이다.

10) 체중감소는 1개월에 1~2kg 정도로 서서히 하는 것이 좋다. 금식으로 급격히 체중을 줄이면 2~3개월 후에 다시 증가하는 소위 요요 현상이 쉽게 생긴다.

3. 체중과 건강

체중 미달과 건강
저체중이 유행이지만 이것은 중년과 노년층에서 사망률을 증가시킨다. 저체중은 BMI 18.5 이하이다. 그러나 BMI 20~26인 중년에서 사망률이 가장 낮다. 그리고 노인에서는 비만한 사람에서 사망률이 가장 낮다. 비만증이 건강에 나쁘다는 사실이 강조되면서 많은 사람들이 무조건 야윈 모습이 멋지고 건강에 좋다고 인식하고 있다. 그러나 저체중은 중년과 특히 노년층에서는 심장병과 사망률을 증가시킬 수 있다.

1997년 영국 학술지(BMJ)에 발표된 영국의 지역별 심장병 연구에 의하면 BMI 20~24인 군에서 사망률, 관상동맥질환, 뇌졸중과 당뇨병의 발생률이 가장 낮았다. 반면에 BMI 20 이하인 군과 BMI 30 이상인 비만군에서는 이들이 증가하였다. 이 연구는 영국 24개 도시의 의사들에 의해 15년간 시행되었다. 대상자는 40~59세의 7,735명이었으며 심혈관 질환이 있는 환자는 제외되었다. 대상자의 흡연, 음주량, 직업, 혈압, BMI, 콜레스테롤 등 위험인자와 사망원인으로 관상동맥질환, 뇌졸중, 당뇨병의 발생률 등이 연구된 것이다.

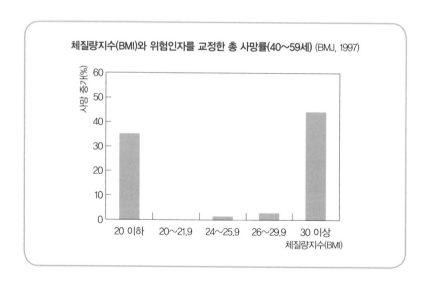

체질량지수(BMI)와 위험인자를 교정한 총 사망률(40~59세) (BMJ, 1997)

40에서 59세의 비교적 젊은 층에서 BMI가 20 이하인 저체중군 사망률이 35% 증가했으며, BMI 30 이상인 비만군과 동등하게 사망률이 증가했다. 그리고 비만으로 분류되는 BMI 25~29.9인 사람에서는 사망률이 증가하지 않았다. 이 연구결과는 고혈압, 흡연, 당뇨병 등 사망률을 증가시킬 수 있는 위험인자를 교정해 얻은 결과이기 때문에 비교적 정확하다고 할 수 있다. 연령, 흡연, 직업, 음주습관 등의 위험인자를 고려하여 사망률을 교정할 때도 BMI 20 이하인 저체중군과 비만이 심한 군(BMI 30 이상)에서 사망률이 증가했다. 심혈관 질환 사망률도 저체중과 비만에서 증가했다. BMI 20~21.9를 표준으로 할 때 BMI 20 이하로 감소한 사람에서 관상동맥질환 발병률이 86% 증가했다.

심혈관 질환과 당뇨병의 발생률은 BMI 24.0과 26.0을 초과할 때 더 증가했다. 사망, 심혈관 질환, 뇌졸중 그리고 당뇨병의 종합적 발생률도 BMI 20~23.9인 군에서 가장 낮은 반면 BMI 20 이하일 때와 28 이상일 때 약 2배로 증가하였다. 결론적으로 40대와 50대의 중년층에서도 BMI 20~24가 사망률, 관상동맥질환, 뇌졸중, 당뇨병 발생률이 가장 낮은 이상적 체중이다.

그러나 체중이 미달일 때도(BMI 20 이하) 당뇨병과 사망률이 증가하므로 저체중도 비만과 같이 건강에 위험인자로 보아야 할 것이다. 65세 이상의 연구에서는 BMI 30~35까지도 총 사망률과 심장병 사망률이 증가하지 않는다는 연구가 여러 번 발표되었다. 그러므로 현재 사용되고 있는 비만의 기준은 변해야 하며, 연령에 따라 차별화되어야 한다.

미국과 일본의 연구결과를 보면 65세 이상의 노인에서는 BMI가 25 이상인 비만한 사람에서 사망률이 낮다. 야윈 노인이 빨리 죽고 살이 찐 노인이 장수한다는 가장 확실한 근거는 미국 정부가 주도한 심혈관 질환 연구에서 찾아볼 수 있다. 이 연구의 목적은 노인에서 사망의 원인이 되는 인자를 찾는 것이었으며, 무작위로 선출된 65세 이상의 노인(평균연령 73세) 5,201명을 5년간 연구했다.

이 연구에서 신장은 사망률과 무관했다. 그러나 체중이 가장 적은 군(남성 63.9kg, 여성 51.5kg 이하)에서 사망률이 가장 높았으며, 체중이 가장 많은 군에서 사망률이 가장 낮았다. 체중이 가장 적은 군에서 체중이 70.2~77.4kg인 남성과 59.0~65.2kg인 여성에 비해 사망률이 각각 37%와 50% 증가했으며, 비만한 남성(85.8kg 이상)과 여성(75.6kg 이상)에 비해서도 사망률이 55%나 증가했다. 체중이 많을수록 사망률이 감소하는 것으로 나타났다(Cardiovascular Health Study, JAMA, 1998).

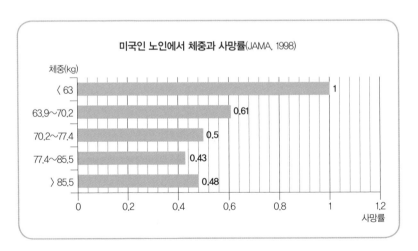

미국인 노인에서 체중과 사망률(JAMA, 1998)

미국의 프레밍함 연구는 약 5,000명의 주민을 30년 이상 연구했는데 이 연구에서도 체중이 63kg 이하인 야윈 사람에서 체중이 85kg 이상인 비만한 노인에 비해 사망률 2배 이상이었다(Int J Obesity, 1993).

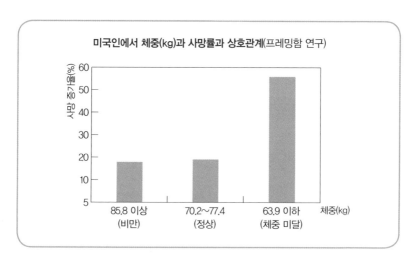

이 연구에서도 체중이 감소할수록 사망률이 증가했다. 체중이 평균 이하인 야윈 노인에서 사망률이 증가한다는 연구는 일본(J Obesity)에서도 확인되었다.

일본인 노인에서

체중과 사망률   2007년에 미국의 노인학술지에 발표된 연구에 의하면 BMI가 18.5 이하인 야윈 노인에 비해 BMI가 25.0 이상인 비만 노인에서 총 사망률이 75% 감소했으며 폐렴 사망률은 69%, 암 사망률은 무려 82%나 감소했다.

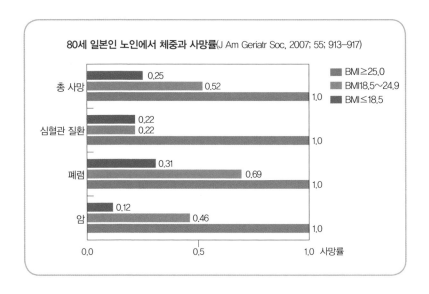

80세 일본인 노인에서 체중과 사망률(J Am Geriatr Soc, 2007; 55; 913–917)

- BMI≥25.0
- BMI18.5~24.9
- BMI≤18.5

총 사망: 0.25 / 0.52 / 1.0

심혈관 질환: 0.22 / 0.22 / 1.0

폐렴: 0.31 / 0.69 / 1.0

암: 0.12 / 0.46 / 1.0

0.0 　　 0.5 　　 1.0 사망률

이 연구결과는 고령의 일본 노인에서는 BMI 25.0 이상이 가장 건강한 체중이라는 것을 보여준다. 이 연구는 일본의 여러 지역에서 건강하다고 생각되는 노인을 무작위로 선출하여 시행한 연구로 비교적 신빙성 있는 연구결과이다. 한국의 많은 노인들이 비만이 건강에 나쁘다는 생각으로 육류는 거의 먹지 않고 체중을 줄이려고 노력하고 있으나 이것이 오히려 건강에 해로울 수 있다는 사실을 기억해야 할 것이다.

2009년 유럽의 심장학술지는 남성과 여성 그리고 연령별 체중과 사망률에 대한 모든 연구를 종합적으로 분석한 논문을 발표했다. 이 연구에 의하면 여성에서는 BMI 21.5~32.0에서 사망률이 가장 낮으며, 남성에서는 22.0~35.0에서 가장 낮다. 그리고 여성과 남성에서 정상으로 간주되는 BMI 21.5와 22에서 사망률이 증가한다. 연령별로 분석하면 50~60

세에서는 BMI 32에서 사망률이 증가하지만, 66~73세에서는 BMI 35에서 사망률이 증가하기 시작한다. 66세와 73세에서는 BMI가 고도비만인 35까지는 사망률이 증가하지 않는다.

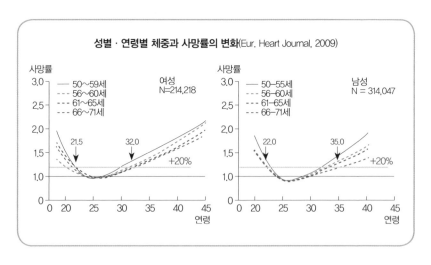

성별 · 연령별 체중과 사망률의 변화(Eur. Heart Journal, 2009)

이상의 비만에 대한 모든 연구결과를 종합해볼 때 60 또는 65세 이상의 모든 노인에서 저체중은 심장병의 중요한 위험인자이다. 뿐만 아니라 급성 관상동맥질환과 심부전증이 있는 사람에서도 저체중은 사망률을 증가시킨다. 그러나 한국에는 BMI가 35를 초과하는 사람은 거의 없다. 날씬하고 야윈 모습이 유행이지만 노인에서는 이것이 수명을 단축시키는 원인이 될 수 있다는 사실을 기억해야 한다. 이 연구들은 막대한 연구비를 들여서 한 과학적 연구이며 그 결과를 의심할 이유가 없다.

저자를 찾아 오는 많은 노인 환자들이 비만이 아닌데도 체중을 줄이기 위해 다이어트를 하면서 고기도 안 먹고 있다. 이런 사람들은 이유 없이 삶의 질을 떨어뜨릴 뿐만 아니라 자신의 건강을 해치고 있는 것이다. 따라서 한국의 65세 이상의 노인은 체중을 줄이기보다는 충분히 영양섭취를 해서 체중이 감소하지 않도록 해야 할 것이다. 그리고 심장병이 있는 환자도 BMI가 22 이하로 줄지 않도록 해야 할 것이다.

저자는 비만이 좋다고 주장하는 것이 아니다. 다만 특히 노인에서 비만의 기준이 잘못 되었다는 것이다. 비만이 아닌 사람을 비만으로 규정하는 것이 문제이다.

흡연 · 저체중 · 비만과
사망률

2010년에 NEJM은 146만 명의 백인의 흡연자에서 체중과 사망률에 대한 연구결과를 종합적으로 분석해 발표했

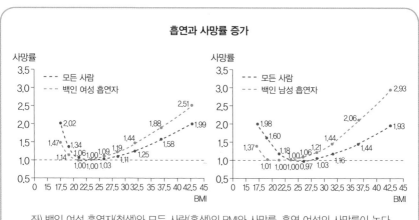

좌) 백인 여성 흡연자(청색)와 모든 사람(홍색)의 BMI와 사망률. 흡연 여성의 사망률이 높다.
우) 백인 남성 흡연자(청색)와 모든 사람(홍색)의 BMI와 사망률. 흡연 남성의 사망률이 높다.

다. 19~84세의 대상자(중간치 58세)를 5~25년간 추적한 결과 16만 명 이상이 사망했다. 남녀 모두 흡연자에서 사망률이 높았으며 사망률이 가장 낮은 BMI는 22~25였다. 이 연구에서도 정상으로 분류되는 BMI 20 이하와 BMI가 30 이상인 비만에서 사망률이 증가했다.

복부비만과
사망률 증가   아래 그림에서 보듯이 비만한 노인의 사망률을 1로 할 때 과체중군에서 사망률이 2.8배 증가하였으며, 정상군에서 4배 증가하였다. 그러나 허리둘레는 정상을 1로 할 때 경증비만군에서 사망률은 1.2배였으며, 복부비만군에서는 4배였다. 즉, 심한 복부비만은 노인에게도 적신호이다(Am. Geriatr Soc, 2005; 53(12): 2112-8).

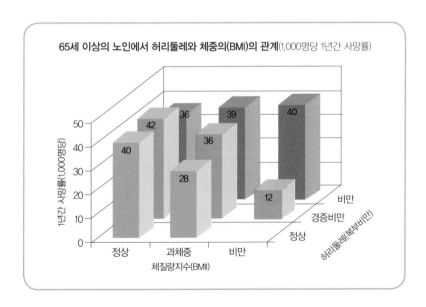

65세 이상의 노인에서 허리둘레와 체중의(BMI)의 관계(1,000명당 1년간 사망률)

심장병 환자에서

체중과 사망률   저체중이 사망률을 증가시킨다는 근거
는 심장병으로 입원한 환자에서도 찾아볼 수 있다. 비만이 심장병에 나
쁘기 때문에 비만한 심장병 환자에서 사망률이 높고 야윈 환자의 사망률
이 낮아야 한다. 그러나 모든 연구는 이와 반대의 결과를 보고하고 있으
며 이것을 '비만의 모순(Obesity Paradox)'이라고 한다.

2006년에는 심장병(심근경색증과 협심증)이 있는 저체중 환자에서 사망
률이 증가한다는 연구결과가 영국의 저명한 학술지(Lancet)에 발표되었다.
이 연구는 25만 명 이상의 대상자를 포함한 40개의 연구를 종합적으로 분
석한 것인데 BMI 20~24.9를 1.0으로 하였을 때 비만으로 분류되는 BMI
25~29.9인 사람에서 사망률이 가장 낮았으며, BMI가 20 이하인 사람에
서 사망률이 34%에서 45% 증가하였다. 이외에도 심부전증과 급성 관상
동맥증후군에서도 비만인 사람에서 사망률이 낮으며, 체중 미달인 사람

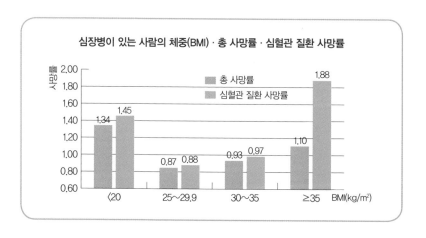

심장병이 있는 사람의 체중(BMI) · 총 사망률 · 심혈관 질환 사망률

에서 사망률이 높다고 보고되었다.

이 연구에서 비만으로 분류되는 BMI 25~35군에서 사망률이 가장 낮았으며, 20 이하인 군에서 사망률이 가장 높았다. BMI가 35 이상의 고도비만인 사람에서 심혈관 사망률이 높았지만, 한국에 이런 사람은 거의 없다.

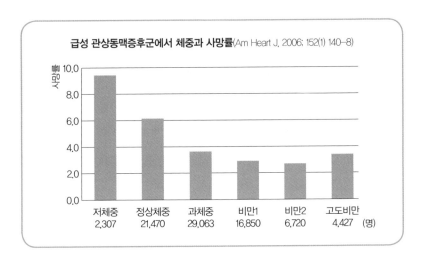

이 연구는 미국에서 2001년 1월부터 2003년 12월까지 급성 관상동맥증후군으로 입원한 80,845명을 대상으로 한 대규모 연구결과이다. 이 연구에서도 과체중과 비만한 환자에서 사망률이 가장 낮았다.

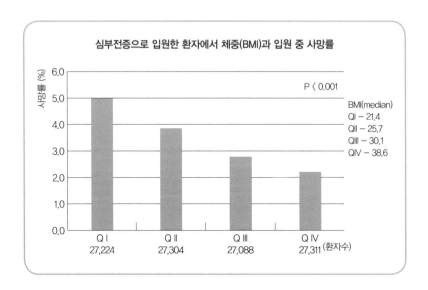

심부전증으로 입원한 환자에서 체중(BMI)과 입원 중 사망률

이 연구는 미국에서 심부전증으로 입원한 203,108,927명을 대상으로 체중과 사망률을 연구한 것이다. 그림에서 보듯이 체중이 가장 적은 25%에서 사망률이 가장 높았으며(5%), 체중이 가장 높은 25%에서 사망률이 가장 낮았다(2.1%). 이 사망률의 차이는 통계적으로 유의하다.

이 모든 연구결과를 종합해보면 심장병이 있거나 없는 사람에서 저체중은 사망률을 증가시킨다. 특히 65세 이상의 노인층에서는 BMI가 25~28 정도의 비만에서 사망률이 가장 낮다. 노인 심장병 환자에서도 저체중은 사망률을 증가시킬 수 있다. 따라서 한국의 노인들은 체중을 줄이기보다는 체중이 줄지 않도록 관리해야 할 것이다.

중국인의 체중과

사망률   이상의 연구들은 백인에서 얻은 결과이
다. 그러나 중국인과 한국인에서도 체중 미달은 사망률을 증가시키고 오
히려 비만으로 분류되는 사람들에서 사망률이 감소한다는 연구결과가 발
표되있다. 뿐민 이니라 일본의 노인 연구에서도 체중이 적으면 사망률이
증가한다는 연구결과가 발표되었다.

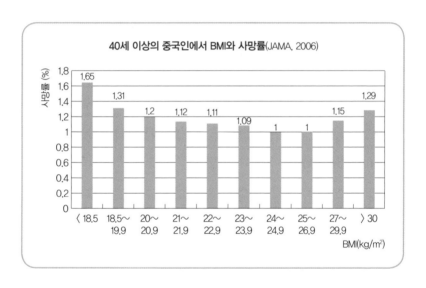

40세 이상 중국인(154,736명)의 흡연, 음주량 등을 조절한 분석에서도 저
체중(BMI 20 이하)과 비만(BMI 27 이상)에서 사망률이 증가하였다. 사망률
이 가장 낮은 BMI는 과체중 또는 비만으로 간주되는 BMI 24~27이다.

한국인 남녀의 체중과
사망률　　　　　　　2006년에는 연세대학교 연구자들이 한
국인의 체중과 사망률에 대한 연구결과를 발표하였다. 이 연구에서도 BMI
가 20 이하인 사람에서 사망률이 소폭 증가했으며, 30 이상인 사람에서
크게 증가하였다.

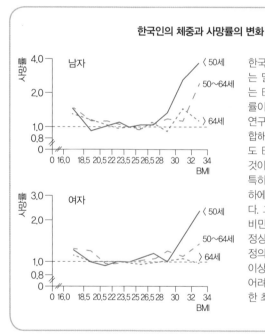

한국인의 체중과 사망률의 변화

한국인 연구에서도 젊은 층과는 달리 65세 이상의 노인에서는 BMI가 28 이상에서도 사망률이 증가하지 않았다. 국제적 연구와 한국의 연구결과를 종합해볼 때 한국인의 건강체중도 BMI를 22~25로 보아야 할 것이다.
특히 노인에서는 BMI가 20.0 이하에서 사망률이 증가할 수 있다. 그러나 현재 아시아와 한국 비만학회는 모든 연령층에서 정상체중을 BMI 18.5~22.9로 정의하고 있다. 이 규정은 필요 이상으로 엄격하며 유지하기가 어려울 뿐만 아니라 건강을 위한 최선의 수치도 아니다.

우리와 체질이 비슷한 일본 노인의 연구에서도 BMI가 18.5 이하인 사
람에 비해 BMI가 25.0 이상인 비만한 사람에서 총 사망률과 암 사망률이
현저하게 감소하는 것으로 나타났다.

6장

비타민 보충제와 심혈관 질환

1. 항산화제가 들어 있는 야채와 과일을 섭취한다

전 세계적으로 비타민과 건강식품을 판매하는 회사들이 홍보전을 벌이면서 한국인도 거의 1조 원을 이런 목적으로 쓰고 있다. 하지만 정제된 비타민을 먹어서 질병을 예방하거나 사망률을 감소시킨다는 연구결과가 발표된 적은 없다.

2006년에 엽산, 비타민B_6, 비타민B_{12}와 위약을 5년간 연구한 결과가 발표되었다(Hope-2). 이 연구는 55세 이상의 심혈관 질환 또는 당뇨가 있는 사람을 대상으로 한 것이다. 비타민B는 이 연구의 주목적인 심장병과 사망률을 감소시키지는 못하였으나 뇌졸중은 15% 감소하였다. 이 하위분석을 확실한 근거로 보기는 어렵지만 심혈관 질환이나 당뇨가 있는 사람에서 엽산(1일 2.5mg)은 뇌졸중을 감소시킬 수 있다는 예측이 가능하다.

이 연구는 심혈관 질환이 있거나 당뇨가 있는 고위험군에서 심장병과 사망률을 감소시키지는 못하였다. 그러므로 질환이 없는 저위험군에서도 효과가 없다고 보아야 할 것이다.

2007년에 발표된 또 하나의 연구는 그동안 비타민과 위약을 비교한 68개의 모든 연구(대상자 232,606명)를 종합적으로 분석한 것이다(JAMA, 2007; 297: 842–857). 이 논문 중 과학적으로 신빙성이 높은 연구와 그렇지 못한 연구를 모두 포함하여 분석했을 때 질병이 있는 사람이나 없는 사람 모두에서 비타민과 또 하나의 항산화제인 셀레늄은 질병과 사망률을 감소시키지 못했다. 그리고 과학적 신뢰성이 높은 47개의 연구(대상자 180,938

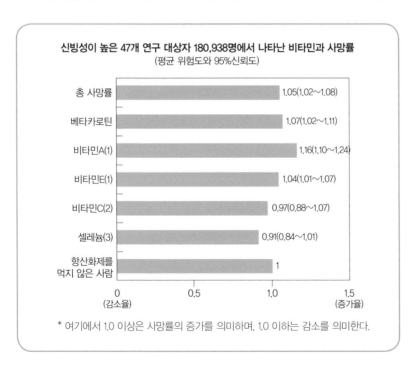

신빙성이 높은 47개 연구 대상자 180,938명에서 나타난 비타민과 사망률
(평균 위험도와 95%신뢰도)

총 사망률 — 1.05(1.02~1.08)
베타카로틴 — 1.07(1.02~1.11)
비타민A(1) — 1.16(1.10~1.24)
비타민E(1) — 1.04(1.01~1.07)
비타민C(2) — 0.97(0.88~1.07)
셀레늄(3) — 0.91(0.84~1.01)
항산화제를 먹지 않은 사람 — 1

0 (감소율)   0.5   1.0   1.5 (증가율)

* 여기에서 1.0 이상은 사망률의 증가를 의미하며, 1.0 이하는 감소를 의미한다.

명)만을 분석했을 때는 셀레늄을 복용한 군에서 사망률이 5% 유의하게 증가한다고 보고하였다(RR, 1.05; 95% CI, 1.02-1.08). 셀레늄을 이 분석에서 제외하면 베타카로틴은 사망률을 7%(RR, 1.07; 95% CI, 1.02-1.11), 비타민A는 16%(RR, 1.16; 95% CI, 1.10-1.24), 비타민E는 4%(RR, 1.04; 95% CI, 1.01-1.07) 증가시켰다. 그러나 비타민C와 셀레늄은 사망률을 증가시키지는 않았다.

- 셀레늄을 복용하지 않고 비타민만 복용한 사람
- 비타민C를 단독 또는 다른 항산화제와 같이 복용한 사람
- 셀레늄을 단독 또는 다른 항산화제와 같이 복용한 사람

항산화제를 복용하지 않은 사람에 비해 항산화제를 복용한 사람의 사망률은 통계적으로 의미 있는 5%가 증가하였다. 그리고 셀레늄을 제외하면 베타카로틴, 비타민A, 비타민C를 단독으로 또는 다른 항산화제와 같이 복용한 사람에서 통계적으로 의미 있는 7%, 16%, 4%가 증가하였다. 비타민C와 셀레늄을 복용한 사람에서 사망률이 3%와 9% 감소하였으나 통계적으로 의미 있는 차이는 아니었다.

2007년에는 비타민의 효과에 대해 중요한 연구결과가 발표되었다. 이연구는 하버드대학의 예방의학 팀이 발표했는데 이들은 심혈관 질환이 있거나 위험인자가 있는 8,171명의 여성을 9년 4개월 동안 연구하였다. 이들은 환자와 의사 모두 모르게 이중맹검의 방법으로 비타민C(500mg),

비타민E(800IU), 베타카로틴(50mg을 2일에 한 번)을 위약(가짜 약)과 비교하였다. 이 연구에서 비타민군과 위약군 사이에 심혈관 질환 발생률(심근경색증, 뇌졸중, 심장수술)과 사망률에 아무런 차이가 없었다.

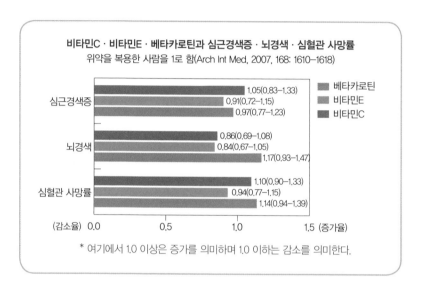

비타민C · 비타민E · 베타카로틴과 심근경색증 · 뇌경색 · 심혈관 사망률
위약을 복용한 사람을 1로 함(Arch Int Med, 2007, 168: 1610–1618)

* 여기에서 1.0 이상은 증가를 의미하며 1.0 이하는 감소를 의미한다.

2008년에 JAMA가 미국남성의사연구(PHS 2)의 결과를 발표했다. 이 연구는 50세 이상(평균연령 64세) 14,641명의 미국 의사에서 비타민C(500mg)와 비타민E(400IU)를 위약과 비교했다. 이들을 평균 8년간 추적한 결과 비타민E와 C를 단독 또는 같이 투여했을 때에도 아무 효과를 보지 못했다. 따라서 심혈관 질환이 없는 남녀의 경우 비타민E와 C는 심혈관 질환 예방에도 효과가 없는 것으로 나타났다.

비타민C는 심근경색증과 심혈관 사망률을 각각 5%와 10%씩 증가시켰지만 통계적으로 유의하지는 않았다. 비타민C와 E군에서 뇌경색이 소폭 감소하였으나 역시 통계적으로 유의하지는 않았다. 다만 심장 질환이 있는 여성에서 비타민E는 심혈관 질환 사고율을 소폭(10%)으로 감소시켰다. 이 연구는 심혈관 질환이 있거나 위험인자가 3개 이상 있는 사람을 대상으로 하였다. 따라서 이런 위험인자가 없는 건강한 여성이 비타민을 복용했을 때 효과가 있을 것으로 기대하기는 어렵다.

비타민의 효과를 주장하는 사람들은 병이 있는 사람에서는 효과가 없어도 병이 없는 사람의 경우에는 다르다고 말한다. 그러나 사실은 정 반대이다. 그동안 시행한 모든 연구결과에 의하면 예방 효과는 고위험군에서 더 잘 나타나게 되어 있으며, 고위험군에서 예방 효과가 없으면 정상인에서도 효과가 없는 것이다.

이 모든 연구는 항산화제를 제조된 비타민이나 건강식품으로 먹으면 효과가 없을 뿐만 아니라 오히려 사망률이 증가할 수 있다는 것을 시사한다. 그 이유는 확실하지 않지만 각종 야채와 과일에는 제조된 비타민에 들어 있지 않은 영양소와 식이섬유 그리고 기타 좋은 성분도 들어 있기 때문으로 보인다. 그러므로 심장병과 중풍을 예방하고 장수하기 위해서는 각종 비타민이나 건강식품에 의존하기보다는 항산화제가 많이 들어 있는 신선한 야채와 과일을 섭취하는 것이 최선의 방법일 것이다.

충분한 항산화 물질을 섭취하기 위해 저자가 매일 먹고 있는 음식은 다음과 같다.

• 와인(하루 1~2잔)

- 녹차, 홍차, 커피(하루 2~4잔). 녹차를 마실 때는 검은 초콜릿 소량과 같이 먹는다.
- 야채와 과일 주스(하루 1~2잔)
- 오메가-3 지방산이 많은 호두 등 견과류를 시리얼과 같이 먹는다.
- 아몬드 초콜릿(아몬드는 식이섬유와 항산화 물질이 많다.)
- 검은 초콜릿(검은 초콜릿의 항산화 능력은 와인의 10배 정도이다.)

2. 대용량 비타민C는 효과가 없다

많은 사람들이 비타민C를 많이 먹으면 감기뿐만 아니라 암과 심장병까지도 예방한다고 생각하고 비타민C를 1,000mg 이상 먹는다. 그러나 이것은 아무 효과가 없다고 보아야 한다.

미국의 화학자 라이누스 폴링 박사는 비타민C를 발견하고 1954년에 노벨상을 받았으며 1962년에 다시 노벨평화상을 받았다. 그는 1970년과 1976년에 비타민C를 1,000mg 이상 먹으면 감기를 예방한다는 내용의 책을 써서 베스트셀러가 되었으며, 본인은 비타민C를 12,000mg 먹고 있다고 말하기도 했다. 또한 모든 암의 75%는 비타민C로 예방할 수 있다고 주장했다.

그는 1979년에 다시 대용량의 비타민C가 말기 암을 치료한다는 내용의 책을 썼다. 폴링 박사는 의사가 아니었기 때문에 본인이 직접 임상실험을 할 수 없었고, 스코틀랜드의 캐메론 박사가 이 연구를 주도했다. 그는 대학병원의 의사는 아니었으며 자신이 말기 환자라고 진단한 환자와 종합병원의 말기 환자를 비교했다. 그런데 미국의 암협회에서는 이 연구가 무작위 연구가 아니었다면서 그 결과를 믿을 수 없다는 내용의 성명을 발표했다. 1979년 미국에서 최고의 병원으로 인정받는 메이오 클리닉이 대용량 비타민C와 말기 환자에 대한 연구를 했는데 효과가 없다는 결론을 내렸다(NEJM, 1979, 1985).

폴링 박사는 1973년에서 1995년까지 연구소를 운영했는데 이 연구소에 가장 많이 기증을 한 회사는 비타민을 주로 생산하는 제약회사 호프마-라 로쉬였다. 그리고 폴린 박사의 연구원 로빈손 박사가 생쥐에서 대용량 비타민C가 피부암을 유발한다는 사실을 발견했는데 폴링 박사가 그를 해고시키고 그의 연구 자료를 파쇄시켰다. 이에 대해 로빈손 박사가 법정소송을 제기하고 57만 5천 불의 손해배상을 받았다. 뿐만 아니라 우편물로 비타민을 암의 치료제로 판매하다가 기소를 당한 사람을 옹호하는 증언을 했지만 법정은 그의 주장을 받아들이지 않았다. 그리하여 미국의 학계와 법원까지 비타민C가 병의 치료제가 될 수 없다는 입장이다. 그럼에도 불구하고 대용량 비타민의 치료 효과를 주장하는 사람이라면 관련 업체와 어떤 이해관계가 있는지를 알려야 할 것이다.

3. 칼슘 보충제와 심장병

칼슘 보충제는 심장병을 증가시킬 수 있으며 골절을 예방하는지도 확실하지 않다. 폐경기 여성은 칼슘 보충제 대신 식품으로 칼슘을 섭취하는 것이 좋다.

한국의 많은 여성들이 골다공증과 골절을 예방하는 목적으로 칼슘과 비타민D를 섭취하고 있다. 하지만 여러 연구에서 칼슘 보충제가 심근경색증과 사망률을 증가시킬 수 있다는 연구결과들이 발표되어 경종을 울리고 있다. 칼슘 보충제는 혈중 칼슘의 농도를 올릴 수 있으며 이것이 동맥경화증을 촉진시킬 수 있다는 가능성을 제시하는 것이다.

2008년 1월에 영국의 BMJ에 발표된 이 연구는 뉴질랜드에서 평균연령 74세의 여성 732명에게 칼슘 보충제를 주고 739명에는 위약을 주면서 5년간 심근경색증, 중풍, 돌연사의 발생률을 조사했다. 칼슘군에서는 69명의 여성에서 101회의 심혈관 사고가 발생했으며, 위약군에서는 42명의 여성에서 54회의 사고가 발생했다. 심근경색증은 21명의 칼슘군에서 24번 발생했으며, 위약군에서는 10명에서 10번이 발생해 칼슘군에서 2.1배나 증가했다.

2010년 영국의 BMJ는 칼슘 보충제와 심장병과 중풍에 대한 모든 연구를 종합적으로 분석한 결과, 칼슘 보충제가 심혈관 질환을 증가시킨다는 결과를 발표했다. 연구자들은 1966년부터 2010년까지 발표된 논문 15편을 분석했다. 연구의 대상자들은 모두 2만 명 이상이었으며 이들을 2.7년

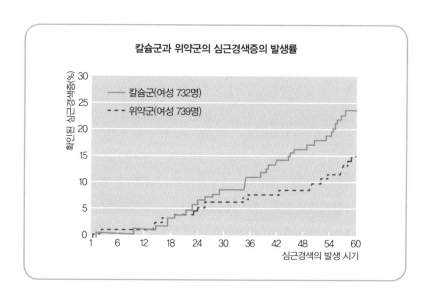

칼슘군과 위약군의 심근경색증의 발생률

확인된 심근경색증(%)

— 칼슘군(여성 732명)
- - - 위약군(여성 739명)

심근경색의 발생 시기

에서 4.3년간 추적했다. 그 결과 칼슘군의 143명에서 심근경색증이 발생했으며 위약군에서는 111명에서 이것이 발생해 칼슘군에서 31%나 증가했다. 그리고 심근경색증, 중풍, 돌연사도 18% 증가했다.

폐경기 여성에서 칼슘 보충제와 비타민D_3가 골절을 예방하는 데 도움이 된다는 보고도 있었으나 칼슘 보충제가 심혈관 질환을 증가시키는 것만은 확실한 것으로 보인다. 그러므로 칼슘 보충제보다는 식품으로 칼슘을 충분히 섭취하는 것이 좋을 것이다. 다만 골절의 과거 경력이 있거나 골다공증이 아주 심한 여성은 칼슘과 비타민D_3를 섭취하는 것이 좋을 것이다.

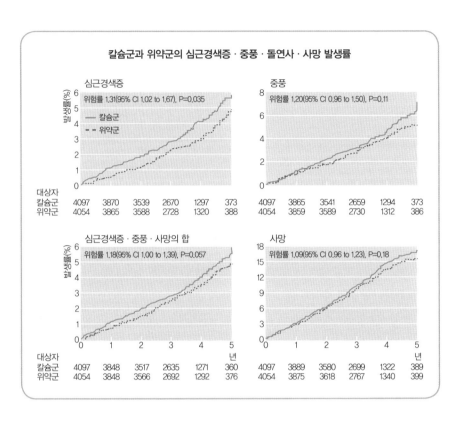

칼슘군과 위약군의 심근경색증 · 중풍 · 돌연사 · 사망 발생률

심근경색증

발생률(%)

위험률 1.31(95% CI 1.02 to 1.67), P=0.035

— 칼슘군
--- 위약군

대상자						
칼슘군	4097	3870	3539	2670	1297	373
위약군	4054	3865	3588	2728	1320	388

중풍

위험률 1.20(95% CI 0.96 to 1.50), P=0.11

대상자						
칼슘군	4097	3865	3541	2659	1294	373
위약군	4054	3859	3589	2730	1312	386

심근경색증 · 중풍 · 사망의 합

발생률(%)

위험률 1.18(95% CI 1.00 to 1.39), P=0.057

대상자						
칼슘군	4097	3848	3517	2635	1271	360
위약군	4054	3848	3566	2692	1292	376

사망

위험률 1.09(95% CI 0.96 to 1.23), P=0.18

대상자						
칼슘군	4097	3889	3580	2699	1322	389
위약군	4054	3875	3618	2767	1340	399

칼슘을 가장 많이 포함한 식품

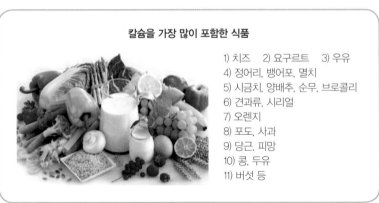

1) 치즈   2) 요구르트   3) 우유
4) 정어리, 뱅어포, 멸치
5) 시금치, 양배추, 순무, 브로콜리
6) 견과류, 시리얼
7) 오렌지
8) 포도, 사과
9) 당근, 피망
10) 콩, 두유
11) 버섯 등

노인의 사망률을 증가시키는 위험인자는 무엇일까?

1992년 미국의학학술지(JAMA)에 발표된 심혈관 건강 연구(Cardiovascular Health Study)는 65세 이상 남성 5,201명과 여성 685명을 무작위로 선출해 정밀검사를 하고 대상자를 5년 동안 추적한 것이다. 대상자들에 대한 본격적인 연구가 시작되기 전에 그들의 생활습관을 비롯해 혈액 검사, 심장 초음파 검사, 폐기능 검사, 인지기능 검사 등 사망과 관련이 있을 수 있는 모든 위험인자들에 대한 연구가 선행되었다. 수명에 대한 연구 중에는 가장 과학적인 연구라 할 수 있다.

이 연구가 진행되는 동안 총 636명이 사망했다. 사망자들을 분석한 결과 사망률을 증가시키는 인자는 다음과 같았다.

1. 연령이 많을수록 사망률이 높았다

2. 남성이 여성보다 사망률이 높았다.

3. 고등교육을 받은 사람에 비해 고등학교를 졸업하지 못한 사람에서 사망률이 높았다. 그러나 이것은 모든 위험인자를 다 같이 분석하는 다변화적 분석에서는 통계적 의미가 없었다.

4. 수입이 낮은 사람에서 사망률이 증가하는 추세를 보였지만 통계적 의미는 없었다.

5. 배우자를 잃은 사람에서 사망률이 높았지만 통계적 의미는 없었다.

6. 남녀 모두에서 신장은 사망과 무관했지만 체중이 적을수록 사망률이 증가했다. 즉, 야윈 노인이 빨리 죽고 살찐 노인이 더 오래 살았다. 예를 들면 체중이 가장 적은 남성(63kg 이하)과 체중이 가장 적은 여성(51.8kg 이하)에 비해 체중이 가장 무거운 남성(85.5kg 이상)과 가장 무거운 여성(75.6kg 이상)에서 사망률이 44% 감소했다. 따라서 65세 이상의 고령자는 편식하지 말고 충분한 영양소를 섭취하면서 체중이 감소하지 않도록 관리해야 한다.

7. 운동을 많이 할수록 사망률이 감소했다. 노인은 하루에 30분 정도만 걸어도 사망률이 감소할 수 있다.

8. 담배를 많이 피운 사람에서 사망률이 증가했다

9. 술을 안 마시는 사람에 비해 마시는 사람에서 사망률이 감소했지만 통계적으로 의미 있는 차이는 아니었다.

10. 혈압이 높을수록 사망률이 증가했다. 최고혈압이 128mmHg 이하인 사람에 비해 최고혈압이 169mmHg 이상인 사람에서 사망률이 1.56배로 증가했다.

11. 공복 혈당이 높을수록 사망률이 증가했다. 공복 시 혈당이 94mg 이하인 군에 비해 혈당이 108~130mg인 군에서 사망률이 26% 증가했으며, 혈당이 130mg 이상인 당뇨병이 있는 사람에서 사망률이 86% 증가했다.

12. 혈청 알뷰민이 낮을수록 사망률이 높았다. (알뷰민은 영양 섭취가 부족한 사람과 간 경변증이 있는 사람에서 감소한다. 그러나 알뷰민 주사는 효과가 없다.)

13. 혈청 크레아티닌이 높을수록 사망률이 증가한다. 크레아티닌은 신장의 기능을 측정하는 수치이다. 크레아티닌이 1.4 이상이면 신장 기능이 떨어졌다는 것을 의미하며, 4.0 이상은 위험한 수치이다. 신장이 나빠지는 원인은 당뇨병, 고혈압, 고령이 있다.

14. 혈청 피브리노겐이 많을수록 사망률이 증가한다. 피브리노겐은 혈액 응고에 관여하는 단백질이다. 이것이 많은 사람에서 심근경색증과 뇌경색 같은 혈관 질환이 증가한다. 아직까지 피브리노겐을 감소시키는 방법은 없으므로 이런 사람은 다른 위험인자를 잘 관리해야 한다.

15. 심부전증이 있는 사람은 없는 사람보다 사망률이 5.5배 높았다. 하지만 심부전증은 약물치료를 잘하면 예후가 호전된다.

16. 관상동맥질환(심근경색증, 협심증)이 있는 사람은 없는 사람보다 사망률이 2.16배 높았다.

17. 폐활량이 가장 작은 25%에서 폐활량이 가장 큰 25%에서 비해 사망률이 43% 증가했다. 폐활량은 폐와 기관지의 기능을 측정하는 방법인데 폐와 심장이 약한 사람, 심장이 나쁜 사람, 건강 상태가 안 좋은 사람에서 폐활량이 감소한다.

18. 심장 초음파에 좌심실 수축 기능(박출계수)이 떨어진 사람에서 그렇지 않은 사람에 비해 사망률이 4.8배 증가했다. 심부전증이 있는 사람에서 이 기능이 감소한다. 이 검사는 심장 초음파로 할 수 있다.

19. 대동맥 협착증이 심할수록 사망률이 증가한다. 대동맥 협착증이 심한 사람에서 정상인 사람에 비해 사망률이 10.1배 증가했다. 대동맥 판막 협착증이 심하면 심장판막 수술을 받으면 예후가 호전된다. 이 검사도 심장 초음파로 한다.

20. 심전도에 확실한 이상이 있는 사람에서 정상인 사람에 비해 사망률이 2.7배 증가했다. 심전도의 이상은 좌심실 비대, 심근경색증 또는 부정맥이 있다는 것을 의미하며, 이런 사람은 정밀검사를 해서 그 원인을 알아보아야 한다.

21. 경동맥이 동맥경화증으로 심하게 좁아진 사람(75∼99%)에서 경동맥이 정상인 사람에 비해 사망률이 4.9배 증가했다. 경동맥의 협착증은 동맥경화증이 심하다는 것을 의미하며, 이런 사람은 중풍으로 사망할 가능성이 높다. 경동맥의 동맥경화증이 심한 사람은 다른 동맥에도 경화증이 심하다. 경동맥 경화증이 심하면 스텐트나 수술로 치료가 가능하다. 경동맥은 초음파로 검사한다.

22. 저밀도(LDL) 콜레스테롤이 낮은 노인에서 사망률이 증가했다. 예를 들면 저밀도(LDL) 콜레스테롤이 134∼153mg인 사람에서 이것이 96mg 이하인 군에 비해 사망률이 28% 감소했다. 그러나 통계적으로 의미 있는 차이는 아니었다. 이것은 고령이 되면서 식욕과 체중이 감소하고 결과적으로 콜레스테롤이 지나치게 감소하는 것은 건강에 나쁠 수 있다는 것을 시사한다.

23. 연구가 시작되기도 전에 이미 인지 기능이 떨어지고 가전제품을 잘 사용하지 못하는 노인에서 사망률이 증가했다. 이것은 작은 뇌경색 등으로 뇌기능이 떨어졌다는 것을 의미한다.

이종구 박사의 무병장수를 위한 처방

1. 금연을 한다

흡연은 폐암뿐만 아니라 구강암, 식도암, 위암, 방광암의 원인이 되며 심장병, 뇌졸중, 동맥경화증의 가장 중요한 원인이기도 하다. 건강하게 장수하기 위해서는 반드시 담배를 끊어야 한다.

2. 건강한 식생활을 유지한다

심혈관 질환, 각종 암, 당뇨병 같은 성인병을 예방하기 위해 건강한 식생활은 기본이다. 저자는 폭식과 과식을 피하고 야채와 과일을 많이 먹고 붉은 고기 대신 생선을 자주 먹으며 전통적 한국음식을 선호한다. 특히 두부는 지방이 없는 단백질이며 건강에 좋은 음식이다. 야채는 김치와 나물 외에도 신선한 오이, 당근, 양파, 브로콜리, 파프리카 등을 다양하게 먹을 것을 추천한다. 이런 야채들은 각종 비타민과 섬유질이 많으며 세포에 해로운 유기 산소를 없애주는 항산화 물질을 공급한다. 특히 항산화 효과가 강한 식품은 크랜베리, 배, 포도, 사과, 체리, 딸기, 수박, 블루베리, 바나나 등이다. 포도와 사과는 껍질을 같이 먹는 것이 좋다.

생선을 자주 먹으면 심장병과 동맥경화증 예방에 도움이 된다(U.S. Nurses Study). 특히 생선기름(오메가—3 지방산)이 많은 고등어, 꽁치, 연어, 참치 같은 등 푸른 생선이 광어나 갈치보다 더 좋은 건강식품이 될 수 있다. 동물성 기름기가 많은 빨간 고기는 포화지방산이 많은 음식이지만 적당량은 먹는 것이 좋다.

3. 1주일에 5일 이상 운동을 한다

노인이 되면서 규칙적인 운동은 체력을 유지하고 몸의 유연성과 균형감각을 유지하기 위해 반드시 필요하다. 노인에게 가장 좋은 운동은 매일 30분에서 1시간을 속보로 걷는 것이며 적당한 근육운동도 필요하다. 규칙적인 운동은 당뇨와 비만을 예방하고 장수하는 데 도움이 된다. 그러나 60세 이상이거나 고혈압, 심장병, 당뇨병이 있는 사람은 조깅, 등산 같은 심한 운동을 시작하기 전에 심장 검사를 받아보는 것이 좋다.

4. 건강한 체중을 유지한다

비만과 체중 미달은 모두 사망률을 증가시킨다. 그러나 저체중과 비만의 기준에 대해서는 오해의 소지가 많다. 국제적으로 비만은 BMI(체질량지수)로 진단하는데 이것은 체중(kg)을 신장(m)의 제곱으로 나누어 얻는다. 예를 들면 저자의 체중(77kg)을 신장(1.6m)의 제곱으로 나누면 BMI는 25.2가 된다.

최근 발표된 연구에서(NEJM, 2010. 12) 146만 명의 백인(19~84세)을 10년 이상 연구한 결과 BMI가 22.5~24.9에서 사망률이 가장 낮았으며, 18.4 이하와 30.0 이상에서 사망률이 유의하게 증가했다. 즉, 저체중은 심한 비만과 같이 사망률을 증가시켰다.

저자는 한국 노인의 이상적 체중(BMI)을 22~26 정도로 생각한다. 그러나 BMI가 30.0까지 증가해도 사망률은 증가하지 않으며, 한국에는 BMI가 30 이상인 노인은 거의 없다. 그러므로 거의 모든 한국 노인들은 체중을 빼기보다는 빠지지 않도록 관리해야 한다.

5. 고혈압, 심장병, 당뇨를 잘 관리하고 치료한다

한국 노인의 절반 정도는 고혈압을 가지고 있으며, 3명 중 1명은 고혈압 약을 먹어야 한다. 저자도 고혈압 약을 먹기 시작한 지 벌써 30년이 되었다. 많은 사람들이 장기간 혈압약을 복용하면 부작용이 생긴다고 걱정하지만 사실은 혈압약을 안 먹어서 중풍, 심근경색증 또는 심부전증 같은 심각한 합병증이 생긴다. 물론 당뇨병과 심장병 등 지병을 잘 관리하고 치료해야 장수할 수 있다. 지난 20년간 현대 의학은 빠른 속도로 발전했다. 이제 고혈압, 심장병, 당뇨병 같은 만성질환 환자도 치료만 잘 받으면 건강하게 장수할 수 있게 되었다.

6. 혈중 콜레스테롤과 중성지방을 정상으로 유지한다

혈액 안에 콜레스테롤과 중성지방이 비정상적으로 증가하면 동맥경화증과 심혈관 질환, 즉 심근경색증, 협심증, 뇌경색증(중풍)이 증가한다. 콜레스테롤에는 저밀도(악성 또는 LDL) 콜레스테롤과 고밀도(양성 또는 HDL) 콜레스테롤이 있는데, 악성 콜레스테롤이 높아지면 동맥경화증이 증가하는 반면에 양성 콜레스테롤이 높아지면 동맥경화증은 감소한다.

동물성(포화성) 지방질을 많이 섭취하면 악성 콜레스테롤이 증가하지만 고기 종류를 많이 먹지 않아도 유전자 이상으로 콜레스테롤이 증가할 수 있다. 대부분의 경우 악성 콜레스테롤을 130 이하로 유지하는 것이 좋다. 특히 심혈관 질환과 당뇨병이 있으면 이 수치를 100에서 70 정도로 유지해야 한다. 고밀도 콜레스테롤을 증가시키는 방법은 규칙적 운동과 술을 매일 2잔 정도 마시는 것이다.

7. 술을 하루에 1~2잔 마신다

술을 소량으로 자주 마시면 심근경색증 같은 심장병을 감소시키며 당뇨병과 치매에도 도움이 된다는 과학적 연구결과가 있다. 그래서 저자는 저녁에 외식을 할 때는 와인이나 맥주를 1~3잔 정도 마시며, 때로는 소주도 2~4잔 정도 마신다. 그리고 집에서 식사를 할 때는 와인 1잔을 약 30분 동안에 천천히 마신다. 물론 과음(1주일에 21잔 이상)은 간질환뿐만 아니라 심방세동과 심부전증 같은 심장병을 유발할 수 있으며 암 발생률도 증가할 수 있다.

즉, 술은 소량으로 천천히 마시면 약이지만 많은 양을 빨리 마시면 독이 된다. 나이가 들면서 식욕이 떨어지고 체중이 감소하는 사람들에게 저녁식사 때 와인, 맥주, 정종 1잔 정도는 몸에 좋은 약주(藥酒)가 될 수 있다.

8. 검증 안 된 민간요법과 건강식품에 의존하지 않는다

한국처럼 건강 관련 내용이 방송에 많이 나오는 나라는 없을 것이다. 특히 여러 종편 방송은 서로 경쟁이라도 하듯이 인기 연예인을 동원해 건강 정보를 홍보하고 있다. 그런데 문제는 검증 안 된 잘못된 정보가 너무나 많이 홍보되는 것이다. 이런 프로그램을 보면 특정 식품 또는 건강식품만 잘 먹으면 예방 못할 병도 없고 못 고칠 병도 없을 거라고 생각하게 된다. 그런데 이런 주장은 대부분 한두 사람의 체험담을 근거로 제시하고 있으며 임상 효능과 안전성을 검증받은 것은 거의 없다.

또 하나의 문제점은 누군가 이런 식품과 건강식품을 팔아서 이익을 챙기고 있다는 것이다. 많은 사람들이 자연 물질은 해로울 수 없다고 생각하지만 이것은 큰 오산이다. 자연 물질이든 약이든 안정성과 효능을 확인하기 위해서는 수백 명에서 수천 명을 무작위로 선출해 최소 수개월에서 수년간 치료를 받은 군과 치료를 받지 않은 군을 비교해보아야 한다. 그러지 않으면 어떤 치료든 득보다 실이 더 클 수 있다.

저자는 아무리 몸에 좋다는 식품이나 건강식품이라도 효능과 안전성이 검증되지 않은 제품은 사용하지 않는다. 많은 사람들이 종합비타민 또는 대량의 비타민C를 복용하고 있지만 이런 제품이 유방암, 대장암, 전립선암 또는 심혈관 질환을 예방하거나 치료에 도움이 된다는 근거는 없다. 그러나 비타민E와 베타카로틴을 많이 섭취하면 사망률이 증가한다고 보고되어 있다(Ann Int Med, 2005; JAMA, 2007). 그리고 미국의사협회 연구에 따르면 비타민E를 섭취한 남성에서 뇌출혈이 증가했다. 이런 이유로 저자는 신선한 야채와 과일은 많이 먹지만 제조된 비타민은 복용하지 않는다. 그러나 생선은 매일 먹지 못하기 때문에 대신 오메가-3 지방산을 자주 먹는다.

9. 심한 스트레스와 심리적 갈등을 피한다

마음이 행복해야 몸이 건강해진다는 것은 누구나 다 아는 사실이다. 과도한 스트레스와 심리적 갈등과 불안증은 심장병의 중요한 원인 중 하나이다. 이런 사람에게 담배는 특히 더 위험하다. 마음의 안정과 행복을 찾으려면 돈과 명예에 대한 지나친 욕

심을 버려야 한다. 무리한 주식투자와 부동산 투기로 많은 한국인이 심각한 심장병 환자가 되었다. 또한 자식이나 친지의 보증을 섰다가 파산하고 심장병 환자가 된 사람도 너무나 많다.

외롭게 고립된 사람은 행복할 수 없다. 옛 친구도 자주 만나고 취미생활이나 모임을 통해 새로운 친구도 만들어야 한다. 내가 먼저 배려하고 베풀 줄 알아야 좋은 친구가 생긴다. 그리고 배울 것이 있다면 위아래 또는 남녀를 가릴 필요도 없다. 어른 대우를 받으려 하지 말고 후배들을 배려하면서 인생을 산다면 노년의 인생이 더 행복해질 것이다.

10. 정기적으로 건강진단을 받고 이상이 발견되면 적극적으로 대책을 세운다

심장병과 발기부전 치료제

발기부전 치료제의 효능과 부작용

저자는 종종 환자들로부터 발기부전 치료제에 대한 질문을 받는다. 한국에서 사용되는 발기부전 치료제는 비아그라, 씨아리스, 자이데나 등이다. 씨아리스와 자이데나는 비아그라보다 효과가 좀 더 오래가고 안면홍조와 두통 같은 부작용이 적은 편이다.

미국에서 2,700명의 발기부전증이 있는 사람에게 6~12개월간 비아그라와 위약을 주면서 비교하는 연구가 시행되었다. 이 연구결과 비아그라 50mg을 사용하면 약 50%에서 효과가 있으며, 100mg을 사용하면 70%에서 만족할 만한 효과가 있는 것으로 확인되었다.

비아그라는 성욕 촉진제가 아니다. 비아그라가 발기를 시키는 이유는 남성의 성기

(음경)는 주로 근육과 혈관으로 되어 있는데 혈관을 확장시켜 음경 내의 혈액량을 증가시키기 때문이다. 이 연구과정에서 나타난 부작용은 대개 일시적인 것으로 심각하지 않았다. 그러면 이 약의 부작용에는 어떤 것이 있는가?

보고된 부작용은 두통 16%(비교군에서 4%), 안면홍조 10%(비교군에서 1%), 호흡곤란 7%(비교군 2%)로 나타났다. 부작용으로 인해 투약을 포기한 사람은 비아그라군에서 2.5%, 위약군에서 2.3%였다. 그러므로 약의 부작용으로 인한 투약 중단은 없는 것을 알 수 있다. 비아그라는 일종의 혈관 확장제이므로 혈압을 약 5mmHg 저하시킨다.

심장병 환자도 비아그라 사용이 가능한가?

심장병으로 인해 니트로글리세린과 같은 약을 사용하는 사람은 비아그라를 동시에 사용할 수 없다. 왜냐하면 비아그라를 니트로글리세린, 이소켓, 이소니트, 니트로글리세린 스프레이와 동시에 사용하면 혈관이 지나치게 확장되어 혈압이 너무 떨어질 수 있기 때문이다. 그러므로 발기부전 치료제를 사용할 때는 니트로글리세린 제제나 스프레이를 하루 동안 사용하지 말아야 한다. 반대로 니트로글리세린 제제를 사용한 사람은 24시간 내에 비아그라를 사용하지 않는 것이 좋다. 그러나 다른 고혈압과 심장병 약들을 복용하는 사람은 발기부전 치료제를 안전하게 사용할 수 있다.

당뇨병 환자에게서 발기부전증의 빈도가 증가한다는 것은 잘 알려진 사실이다. 1999년 2월에 발표된 논문(JAMA)에 의하면 당뇨병 환자에게 비아그라는 안전하고 효과적인 것으로 나타났다. 이 연구에서 당뇨병 환자 136명에게는 비아그라를 투여하고 132명에게는 위약을 투여했다. 비아그라를 12주간 투여한 결과 75명(50%)에서 효과적인 반면 위약군은 13명(10%)에서만 효과가 있었다. 부작용은 비아그라군의 16%에서 나타났는데 주로 두통(11%), 소화불량(9%), 안면홍조(4%) 등이었으며, 고혈압, 흉통 등 심혈관 계통의 부작용은 비아그라군(3%)과 위약군(5%) 사이에 차이가 없었다.

EECP 심장 외부 역박동술(逆搏動術)

EECP는 협심증이나 심근경색증 환자가 금속망(스텐트)이나 관상동맥 우회로 수술을 받았는데도 상태가 안 좋거나 이런 치료를 받을 수 없는 환자에게 시술이나 수술 없이 심장에 혈액순환을 증가시켜주는 새로운 치료방법이다.

스텐트나 우회로 수술은 심장근육에 혈액공급을 늘려서 협심증을 치료하는 방법이다. 그러나 EECP는 이런 시술이나 수술을 하지 않고도 심장근육에 혈액순환을 호전시키는 새로운 치료법으로 한국에도 도입되었다. 이 치료는 현재 메이오클리닉을 비롯해 거의 모든 대학병원뿐만 아니라 약 900개의 심장 클리닉에서 시행하고 있다.

많은 환자들의 경우 스텐트나 수술를 받아도 결과가 완벽하지 않을 수 있으며, 관상동맥이 너무 작거나 칼슘이 많이 껴 있으면 스텐트나 수술을 할 수 없다. 그리고 시술을 한 후에도 관상동맥이 다시 좁아지고 협심증이 재발할 수 있다. 또한 환자가 너무 고령이거나 건강 상태가 안 좋으면 시술이나 수술이 어려울 수 있으며, 당뇨가 심하면 관상동맥에 칼슘이 많이 껴 있어서 시술이나 수술의 결과가 좋지 않을 수도 있다.

때로는 시술이나 수술을 거부하고 대신 약물치료를 원하는 환자도 있다. 심근경색증으로 심장의 기능이 약해지면 심부전증이 온다. 이런 환자들은 스텐트나 수술이 심장의 기능을 호전시키지 못하며 약물로 치료를 받아야 한다. 그런데 EECP 치료가 이런 환자에게도 도움이 된다는 연구결과가 나와 있다.

EECP는 환자가 침대에 누워서 하루에 1~2시간 치료를 받게 되며 1주일에 5일, 총 35시간 치료를 받는다. 모든 장기는 심장이 수축할 때 혈액 공급을 받지만 심장근육은 심장이 이완할 때 혈액을 공급받는다. 그래서 EECP는 심장이 이완할 때 발목부터 허벅지까지 순차적으로 압력을 가해 다리에 있는 혈액을 거꾸로 심장근육에 공급시켜준다. 동시에 뇌와 콩팥에도 혈액 공급이 증가한다. 그래서 신장과 중풍 환자에도 효과가 있다는 연구결과도 발표되었다.

이 치료법에 대해 1999년부터 2014년까지 150편 이상의 연구 논문이 발표되었다.

무작위로 EECP와 모의 EECP를 비교하는 많은 연구도 진행되었는데 모두 좋은 결과를 보고하고 있다.

1999년에는 미국의 7개 대학병원에서 공동으로 한 연구(MUST–EECP)가 미국 심장학술지(JACC)에 발표되었다. 이 연구에서 EECP를 받은 협심증 환자에서 심장의 허혈현상이 호전된다는 결론을 얻었다. 2005년에는 심한 협심증과 심부전증을 동반한 환자에서 EECP가 협심증을 호전시킨다는 연구결과가 발표되었다(Am J Cardiol). 2006년에는 만성 심부전증 환자에서 EECP가 환자의 증상과 운동능력을 호전시키고 '삶의 질'을 호전시킨다는 연구결과가 발표되었다(JACC).

2009년과 2010년에는 유럽에서 EECP가 허혈성 심장병을 호전시키는 기전에 대한 연구결과가 발표되었는데 EECP가 평행하는 새로운 관상동맥을 만든다는 근거를 제시했다(Eur J Cardiol, 2009/ HEART, 2010). 동맥경화증이 생기면 동맥이 굳어진다. 2011년에는 미국의 메이오클리닉 연구자들이 EECP가 동맥의 경직성을 호전시킨다는 연구결과를 발표했다(Am J Cardiol). 뿐만 아니라 EECP가 동맥의 내피세포에서 동맥을 확장시키는 호르몬(cyclic AMP)를 분비시켜 내피세포의 기능을 호전시킨다는 연

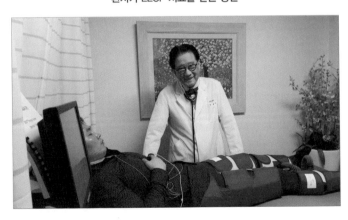

환자가 EECP 치료를 받는 장면

구결과도 있다.

이상의 모든 연구는 무작위로 환자를 선정해 확실한 EECP와 효과 없을 정도의 미미한 EECP를 비교한 과학적 연구이며, 대부분 여러 대학병원이 공동으로 실시한 과학적 연구이다.

한국에도 10만 명이 넘는 환자가 관상동맥질환으로 스텐트 시술 또는 관상동맥 우회로 수술을 받았다. 그중에는 협심증이 재발한 환자도 있으며 또 이런 치료를 받지 못하거나 거절한 환자도 많다. 이런 환자는 시술이나 수술 대신 EECP로 치료를 받으면 좋은 결과를 기대할 수 있다.

미국심장학회가 전하는 최신 의학정보

1. 관상동맥 확장술(스텐트) 시술 후 아스피린과 혈전약(클로피도그렐)을 1년 이상 복용하는 것이 좋다

관상동맥에 스텐트 시술을 하면 스텐트 안에 혈전을 예방하기 위해 아스피린과 혈전약(클로피도그렐)을 복용해야 한다. 하지만 이 두 가지 약을 얼마나 오랫동안 복용해야 하는지에 대해 확실한 답은 없다.

2014년 11월 미국심장협회(AHA)에서 발표된 다국적 연구 DAPT는 22,866명의 스텐트 시술을 받은 환자에게 1년간 두 가지 약을 모두 주고 그 후에는 두 가지 약을 먹은 군과 아스피린만을 복용한 군을 비교해 30개월 동안 연구했다. 그 결과 장기간 두 가지 약을 모두 복용한 군에서 스텐트의 혈전, 심근경색증이 각각 71%와 53%의 감소를 보였다. 하지만 중풍 발생률에는 차이가 없었다. 그리고 사망, 심근경색증, 중풍의 종합적 사고율도 29% 감소를 보였다. 그리하여 연구자들은 스텐트 시술 후에 이 두 가지 약을 1년 이상 장기간 복용해야 한다는 결론을 얻었다.

2. 엽산은 고혈압 환자에서 중풍을 예방한다

엽산은 강력한 항산화 효과를 가진 비타민의 일종이다. 그동안 미국에서 엽산에 대한 연구가 여러 번 있었지만 엽산이 심장병이나 중풍을 예방한다는 연구결과는 발표되지 않았다.

2015년 3월 미국심장학회(ACC)에서 중국에서 실시한 대규모 연구결과가 발표되었는데 이 연구(CSPPT)는 2만 명 이상의 심혈관 질환이 없는 고혈압 환자를 대상으로 했다. 고혈압 약(에나나프릴)과 엽산을 같이 복용한 군과 고혈압 약만 복용한 군을 4.5년간 연구한 결과 엽산을 복용한 군에서 처음과 비교해 중풍 발생률이 21% 감소했으며(2.2% 대 2.8%), 중풍과 심장병의 발생률도 20%의 감소(3.1% 대 3.9%)를 보였다. 이것은 엽산을 먹으면 167명의 고혈압 환자 중 1명에서 중풍이 예방된다는 결론이다.

엽산은 야채와 과일에 많이 들어 있는 비타민이다. 과거에도 야채와 과일을 많이 먹으면 심혈관 질환이 감소한다는 연구결과는 많이 있었다. 이 연구결과를 보면 고혈압이나 심혈관 질환이 있는 사람은 제조된 엽산을 매일 먹는 것이 바람직할 것이다.

3. 심근경색이 발생한 후 오메가 지방산을 많이 먹으면 심장이 좋아진다

많은 사람들이 오메가 지방산을 먹고 있다. 오메가 지방산을 많이 먹으면 중성지방이 감소하는 효과가 있다. 1999년 이탈리아에서 발표된 GISSI 연구에서 심근경색 발생 후에 오메가-3 지방산을 매일 1g을 먹은 군에서 사망률이 감소했다. 그러나 2009년에 독일에서 실시한 연구에서는 오메가-3 지방산이 심근경색의 예후를 개선하지 못했다. 그 이유는 2000년대에는 약물치료의 발전과 관상동맥 확장술로 심근경색증의 사망률이 감소했기 때문이다.

2015년 3월 ACC에서 발표된 연구(OMEGA-REMODEL)에서는 MRI를 이용해 심근경색증이 발생한 후에 오메가-3 지방산 4g과 위약을 먹은 군을 연구했는데 오메가 지방산을 먹은 군에서 심장 기능이 좋아졌다는 결론을 얻었다. 보통 유통되는 오메가 지방산은 0.5g이며 이 연구는 심근경색이 최근에 발생한 환자에서 얻은 결과이다. 그러므로 심근경색이 생긴 지 오래 되었거나 심장병이 없는 사람은 이런 효과를 기대하기 어렵다.

4. 남성 호르몬 테스토스테론이 심장병을 증가시키지 않을 수 있다

5부에서 노인에서 테스토스테론이 심장병을 증가시킬 수 있다는 연구결과를 소개한 바 있다. 그리고 2015년 3월에 미국의 식약청이 테스토스테론이 심장병을 증가시킬 수 있다는 경고를 발표했다. 그런데 2005년 3월에 열린 ACC 학회에서 테스토스테론이 부족한 남자에서(300ng/dL 이하) 테스토스테론이 심장병을 증가시키지 않는다는 2편의 연구결과가 발표되었다. 첫 번째 연구에서는 대상자의 평균 연령은 54세로 과거의 연구보다 비교적 젊은 층이었다. 젊은 층에서는 심장병과 중풍의 발생률이 비교적 낮기 때문에 테스토스테론이 심혈관 질환을 증가시키지 않을 수 있을 것이다. 연구자들은 더 많은 사람들을 대상으로 더욱 장기적인 연구가 필요하다는 의견을 제시했다.

이 연구결과를 분석해보면 심혈관 질환이 있거나 65세 이상의 고령자들은 테스토스테론 치료를 받지 않는 것이 좋을 것이다. 그리고 테스토스테론 결핍증이 없는 사람이 테스토스테론을 회춘제로 사용하는 것은 금지된 사항이며 추천되지 않는다.

커피와 건강

오랫동안 커피는 건강에 안 좋은 식품으로 간주되어왔다. 하지만 지난 수년간의 연구결과 오히려 건강에 좋은 식품으로 발표되었다. 커피는 강한 항산화 물질이며 미국인은 커피로 가장 많은 항산화 물질을 섭취한다.

• 2008년에 하버드대학 연구자들은 심장 질환이 없는 4만 명의 남성과 8만6천 명

의 여성을 18년에서 24년간 추적한 결과 커피가 심장병 또는 암 사망률을 증가시키지 않는다고 발표했다(Ann Int Med).

- 파킨슨씨 병은 뇌의 퇴행성 질환인데 현재는 불치병의 하나이다. 그런데 2000년에 JAMA가 커피가 파킨슨씨 병의 발생을 의미 있게 감소시킨다는 연구결과를 발표했다.
- 이탈리아와 미국(Kaiser Permanete 병원)에서 실시한 연구에 의하면 커피를 자주 마시는 사람에서 간 질환이 예방된다.
- 커피를 꾸준히 마시는 사람에서 당뇨병과 사망률이 감소한다.

커피 2~4잔은 사망률을 감소시킨다

많은 사람들이 커피가 건강에 나쁘다는 생각으로 커피를 기피하고 있다. 그러나 최근 발표된 연구결과에 의하면 커피를 하루에 1~6잔씩 마시는 사람에서 총 사망률과 심혈관 질환이 감소한다. 그러나 암 사망률은 증가하지도 감소하지도 않는다.

2014년 미국역학학술지(American Journal of epidemiology)는 커피와 사망률의 관계에 대해 1966년부터 2013년까지 발표된 21편의 연구논문을 종합적으로 분석한 결과를 발표했다. 연구 대상자는 총 997,464명이었으며 연구 도중 사망한 사람은 121,915명이었다. 9편의 연구는 유럽에서 이루어졌으며, 8편은 미국 그리고 4편은 일본의 연구였다. 이 연구에서 사망률에 영향을 미칠 수 있는 연령과 흡연(21편), 체질량지수(BMI, 15편), 음주(14편), 고혈압(11편), 운동량(11편), 당뇨병의 유무(8편)도 커피와 같이 분석되었다.

커피를 전혀 안 마시는 사람에 비해 커피를 마시는 사람의 총 사망률이 의미 있게 8% 감소했다. 구체적으로는 하루에 커피 1잔을 마시는 사람에서 13%가 감소했고, 2잔 마시는 사람에서는 15%, 3잔 마시는 사람에서는 15%, 4잔 마시는 사람에서는 16%, 6잔 마시는 사람에서는 14%가 감소했다.

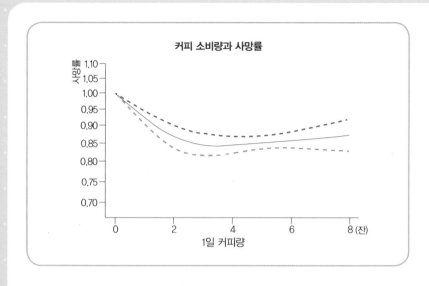

커피 소비량과 사망률

13편의 논문에서 커피와 심혈관 질환의 사망률이 연구되었다. 커피를 안 마시는 사람에 비해 커피를 하루 1잔 마시는 사람에서 사망률이 9%, 2잔 마시는 사람에서 9%, 3잔 마시는 사람에서 21%, 4잔 마시는 사람에서 20%, 6잔 마시는 사람에서 15%가 감

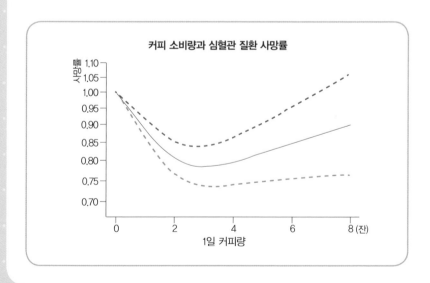

커피 소비량과 심혈관 질환 사망률

소했다. 여성과 남성, 음주와 관계 없이 커피가 심혈관 질환을 의미 있게 감소시켰다.

8편의 연구에서 커피는 암의 사망률에 아무 영향을 미치지 않았다. 커피를 하루 1잔 마시는 사람에서 2%, 2잔 마시는 사람에서 3%, 3잔 마시는 사람에서 2%, 4잔 마시는 사람에서 1%가 감소하고, 6잔 마시는 사람에서 3%가 증가했지만 이 모든 차이는 통계적으로는 의미가 없다.

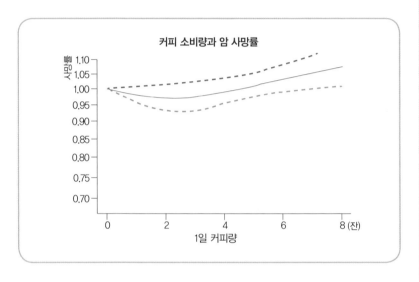

이 연구결과는 커피를 하루에 4잔 정도 마시면 총 사망률이 16%가 감소하고, 3잔을 마시면 심혈관 질환 사망률이 21% 감소한다는 것을 보여준다. 커피에는 카페인뿐만 아니라 여러 가지의 항산화 물질이 포함되어 있다. 이런 물질들이 건강에 긍정적인 효과를 나타내는 것으로 보인다. 또한 커피가 당뇨병을 예방한다는 연구결과도 발표되었다.

단기적으로는 커피를 마시면 커피에 들어 있는 카페인 때문에 콜레스테롤과 혈압이 소폭 증가한다는 연구들이 있었다. 그러나 장기적으로 심혈관 질환 사망률이 감소하는 것은 이런 효과가 없어지거나 다른 긍정적 효과가 부정적 효과를 무마시키기 때문으로 해석할 수 있다. 결론적으로 커피를 하루에 3~4잔 마시면 해롭지는 않을 것이며 심혈관 질환의 예방에도 도움이 된다고 볼 수 있다. 저자도 커피를 매일 하루에 3잔 정도 마신다.

커피가 당뇨병을 예방한다

2013년 4월 당뇨병 분야에서 가장 권위 있는 학술지(Diabetes Care)가 커피를 안 마시는 사람에 비해 커피를 하루에 6잔씩 마시는 사람에서 당뇨병 발생률이 33% 감소한다는 논문을 발표했다. 이 연구는 하버드대학의 예방의학 교수 팀이 발표했는데 그동안 발표된 28편의 논문을 종합적으로 분석한 것이다. 이 연구에 포함된 총 대상자는 약 1백10만 명이었으며 연구기간은 10개월에서 20년이었다. 이 연구에는 미국의 간호사연구와 남성의료인의 연구가 모두 포함되어 있다

커피를 안 마시는 사람에 비해 카페인이 들어 있는 커피를 평균 하루에 1잔 마시는

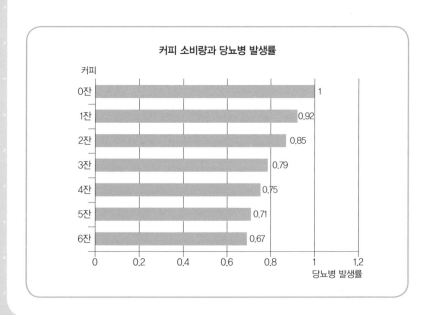

사람에서 당뇨병이 9% 감소했으며, 카페인이 제거된 디캐프 커피를 하루에 1잔 마시는 사람에서도 당뇨가 6% 감소했다. 이 효과는 남녀에서 모두 나타났다.

커피를 많이 마실수록 당뇨병이 더 감소했다. 커피를 안 마시는 사람에 비해 하루에 1잔을 마시는 사람에서 당뇨병 발생률이 8% 감소했으며, 2잔 마시는 사람에서 15%, 3잔 마시는 사람에서 21%, 4잔 마시는 사람에서 25%, 5잔 마시는 사람에서 29%, 6잔 마시는 사람에서 33%의 감소를 보였다.

커피가 당뇨병을 예방할 수 있다는 연구는 2002년에 네덜란드에서 처음 발표되었다. 그 후 여러 차례의 종합 분석에서 커피가 당뇨병 예방에 도움이 된다는 연구결과가 발표되었는데 이번의 연구가 가장 많은 대상자를 포함하고 있으며 결과도 비교적 정확하다.

당뇨병 예방을 위해 가장 중요한 것은 건강한 체중을 유지하고 규칙적으로 운동을 하는 것이다. 그러나 술을 하루에 1~2잔 마시고 커피를 2~3잔 정도 마시는 것도 도움이 될 것이다.

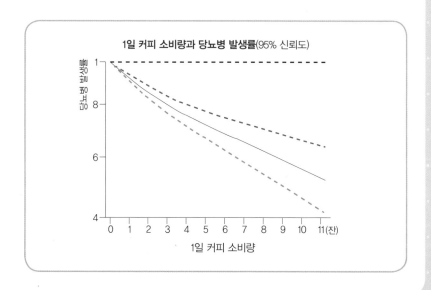

심혈관 질환 환자의 비타민D 결핍증

비타민D는 건강한 뼈를 유지하고 골다공증을 예방하는 데 있어서 중요한 역할을 한다. 미국의 내분비학회는 혈중 비타민 20ng/dL 이하를 결핍증으로 규정하고 있으며, 20~30ng/dL을 부족증으로 규정하고, 30ng/dL 이상을 정상으로 본다. 비타민D가 10 이하면 뼈가 약해지는 구루병이 올 수 있다.

미국 인구의 25~57%가 비타민 결핍증이 있다고 보고되고 있으며 최근 한국에서도 이 결핍증이 증가하고 있다. 많은 사람들이 햇빛만 많이 받으면 비타민D가 충분할 거라고 생각하는데 하와이에 사는 사람도 비타민D 결핍증이 많다고 한다.

지난 10년간 비타민D 부족이 당뇨병, 우울증 등 여러 질환의 원인이 될 수 있다는 연구결과가 발표되었다. 이런 가운데 2014년에 미국역학학술지(Am J Epidemiolo)가 이미 심장병이 있는 사람에서 비타민D 결핍증이 심장병의 재발률을 30% 증가시킨다는 연구결과를 발표해 관심을 모으고 있다.

이 연구는 샌프란시스코 지역의 12개 종합병원의 외래 환자 중 심근경색증, 관상동맥 협착증 또는 관상동맥 확장시술이나 수술을 받은 환자 1,024명을 대상으로 했다. 이 환자의 혈중 비타민D를 검사하고 평균 8년간 이들의 심근경색증, 중풍, 심부전증 또는 심혈관 사망을 추적했다. 혈중 비타민 농도가 20 이상인 환자에서 농도가 20 이하인 환자에 비해 심혈관 사고율이 50% 감소했다.

비타민D의 결핍증은 심혈관 질환을 증가시킬 수 있는 다른 인자들을 더 많이 가지고 있었다. 결핍증이 있는 환자는 평균적으로 운동을 적게 했으며(38% 대 54%) 고혈압이 더 많았고(76% 대 68%) 수축기 혈압이 4mmHg 더 높았다. 그리고 염증의 지표인 C-반응 단백질이 많았으며(2.7mg/dL) 대학 졸업자가 적었고(19% 대 42%) 흡연자도 더 많았다(28% 대 16%). 반면 결핍증이 있는 환자의 나이는 2년(65세 대 67세)이 더 적었다. 나이를 제외한 이 모든 요소들은 비타민D와 무관하게 심혈관 사고율을 증가시킬 수 있다. 이런 인자들을 모두 교정해서 통계처리를 해도 사고율이 30% 증가했다.

부갑상선 호르몬은 혈중 칼슘 농도를 조절하는 호르몬이다. 비타민 D가 부족하면

장에서 칼슘 흡수가 감소하고 부갑상선 호르몬이 증가한다. 이런 이유로 비타민D 결핍증 환자에서 부갑상선 호르몬이 증가했다(50 대 41RU/mL). 그런데 이 부갑상선 호르몬과 다른 모든 인자들을 같이 분석하면 결핍증 환자와 결핍증이 없는 환자의 심혈관 질환 사고율에 차이가 나타나지 않았다. 따라서 비타민D 결핍증 환자가 비타민D를 복용하여 비타민 농도가 증가하고 부갑상선 호르몬이 감소하면 심혈관 질환 사고율이 감소할 수 있을 것이다.

그동안 비타민D가 부족하면 골다공증뿐만 아니라 당뇨병, 심혈관 질환, 우울증 등 다양한 질환이 증가할 수 있다는 내용의 연구들이 발표되었다. 그러나 아직까지 비타민D가 부족한 사람에서 이 비타민을 복용하면 각종 질환의 예방 효과가 있는지에 대한 임상연구 결과는 발표되지 않았다. 이런 이유로 관련 학회의 치료 지침에서는 골다공증 환자를 제외하고는 모든 사람에서 비타민D의 혈중 농도를 검사할 필요가 없다고 한다. 그러나 이번에 발표된 샌프란시스코 연구결과에 따르면 심근경색증, 협심증, 중풍 등 심혈관 질환이 있는 사람의 경우 비타민D 검사를 해보고 결핍증이 있으

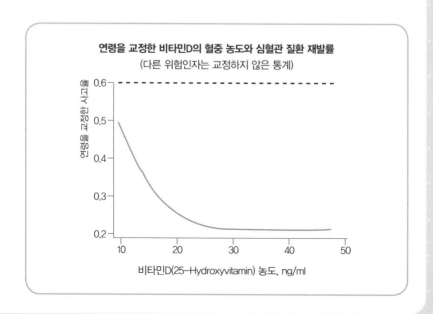

연령을 교정한 비타민D의 혈중 농도와 심혈관 질환 재발률
(다른 위험인자는 교정하지 않은 통계)

면 비타민D를 복용하거나 주사를 맞으면 심혈관 질환의 재발을 방지하는 효과를 기대할 수 있을 것이다.

한국인과 육류 섭취

미국과 독일, 스칸디나비아 등 육류 소비량이 많은 국가의 관상동맥질환 사망률을 살펴보면 우리나라보다 3배 이상 높다. 2009년의 OECD 통계를 보면 미국인의 관상동맥질환 사망률은 10만 명당 129명인 반면 한국인의 관상동맥질환 사망률은 10만 명당 37명으로 OECD 국가 중 가장 낮았다. 이것은 한국인이 포화지방산이 많이 들어 있는 육류와 유제품을 많이 먹지 않기 때문이다.

2009년 1년 동안 미국인은 육류를 120kg 소비했다. 반면 2001년 한국인은 육류를 43kg 소비했으며, 그 후 소비량이 급격히 증가해 2009년에는 20% 증가한 52kg을 소비했다. 물론 아직까지는 OECD 국가 중에서 한국인의 관상동맥질환 사망률이 가장 낮지만 가장 빠른 속도로 증가하고 있는 것이 사실이다. 그 원인 중 하나가 바로 육류 섭취의 증가와 이에 따른 혈중 콜레스테롤의 증가일 것이다. 현재 한국인의 육류 섭취량은 적당하다고 볼 수 있지만 이것이 계속해서 증가하면 심혈관 질환도 더욱 증가할 것이다.

많은 한국 노인들이 육류를 먹고 살이 찌면 심장병에 걸리고 오래 살 수 없다는 생각에 고기를 먹지 않고 있다. 그러나 야윈 노인이 빨리 죽고 살찐 노인이 오래 사는 것이 사실이다. 그러므로 적당량의 육류 섭취는 건강에 좋은 습관으로 보아야 한다. 얼마 전에 저자와 이름이 비슷한 이상구 박사가 고기를 먹지 말아야 건강하게 산다는 내용의 방송을 하면서 고깃간이 어려움을 겪은 일도 있었다. 그러나 고기를 안 먹으면 더 건강하게 오래 산다는 근거는 어디에도 없다.

쇠고기에는 종류와 부위에 따라 많은 양의 지방(15~20%)이 포함되어 있다. 지방은 열량(칼로리)은 많지만 영양가는 없는 식품이다. 그러나 육류에는 우리에게 꼭 필요한 단백질(26%)과 비타민B_1, B_2, B_3, B_6, 엽산, B_{12}, D, K 등과 칼슘, 칼륨, 철분, 인, 마그네슘 같은 필수적 전해질이 많이 들어 있다. 그러므로 육류는 과용만 하지 않는다면 충분히 좋은 식품이다.

현재 미국인은 총 칼로리의 40~45%를 지방으로 섭취하고 있으며, 육류와 유제품(우유, 아이스크림, 치즈)에 많이 들어 있는 불포화지방산으로 섭취하고 있다. 그런 이유로 미국심장학회는 지방 섭취를 총 칼로리의 40~45%에서 30~35%로 줄이도록 권하고 있다.

현재 한국인이 총 칼로리 중 얼마만큼을 지방으로 섭취하고 있는지에 대한 통계는 나와 있지 않다. 그러나 일본인은 총 칼로리의 약 25%를 지방으로 섭취하고 있으며 한국인도 이와 유사할 것으로 예상된다. 그렇다면 한국인은 미국심장학회가 권장하는 것보다도 더 낮은 저지방식을 하고 있는 셈이다. 또한 한국인은 동물성(포화) 지방보다는 식물성(불포화) 지방을 많이 먹고 있다. 일반적으로 한국 노인들은 전통적 식생활을 유지하고 있으며 건강을 우려하여 육식을 많이 하지 않고 있다.

고기에 부위와 종류에 따라 지방과 포화지방산의 함량이 많이 다르다. 쇠고기 중에도 뇌, 간, 내장에 지방이 많이 포함되어 있으며, 안심과 등심, 갈비 살에 지방이 많다. 그리고 오리고기는 쇠고기에 비해 포화지방이 적다. 닭과 칠면조의 가슴살에는 지방이 적지만 껍질에는 지방이 많다. 물론 삼겹살에는 지방과 포화지방산이 많이 들어 있다. 그러나 돼지고기의 하얀 근육 살에는 지방이 적다.

가장 나쁜 것이 트랜스 지방산으로 알려져 있다. 트랜스 지방산은 자연적으로 존재하지는 않으며 식물성 지방을 튀기거나 가공하면서 발생한다. 특히 오래된 기름을 재사용하면 트랜스 지방산이 생긴다. 그러므로 일반적으로 기름에 튀긴 음식은 좋은 음식이 아니다.

지방을 많이 먹으면 유방암, 대장암, 전립선암 발생이 증가한다고 한다. 그런데 동물성 지방을 많이 먹는 미국인의 연구결과를 살펴보면 지방 섭취를 줄여도 이런 암이 감소하지 않았다. 따라서 저자는 미국인보다 지방을 적게 먹는 한국인 특히 노인들은 지방 섭취를 줄이지 않아도 된다고 생각한다.

그러나 한국의 청소년과 젊은 층에서는 식생활이 변화하고 있다. 갈비와 삼겹살 그리고 스팸 같은 가공된 육류, 햄버거, 피자, 아이스크림은 포화지방이 가장 많은 음식이다. 이런 음식은 자주 먹지 않는 것이 좋다. 대신에 고등어, 꽁치, 연어, 참치 같은 푸른 등 생선을 자주 먹고, 항산화 물질이 다량 함유된 야채와 과일을 많이 먹어야 한다.

한 권으로 읽는 상식&비상식 시리즈

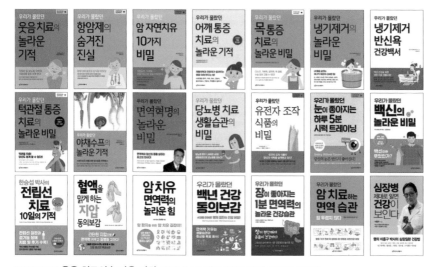

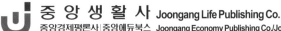

중 앙 생 활 사 Joongang Life Publishing Co.
중앙경제평론사|중앙에듀북스 Joongang Economy Publishing Co./Joongang Edubooks Publishing Co.

중앙생활사는 건강한 생활, 행복한 삶을 일군다는 신념 아래 설립된 건강·실용서 전문 출판사로서
치열한 생존경쟁에 심신이 지친 현대인에게 건강과 생활의 지혜를 주는 책을 발간하고 있습니다.

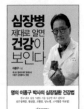

심장병 제대로 알면 **건강**이 보인다 〈**최신 개정판**〉

초판 1쇄 발행 | 2015년 4월 25일
초판 2쇄 발행 | 2017년 11월 15일
개정초판 1쇄 인쇄 | 2022년 12월 15일
개정초판 1쇄 발행 | 2022년 12월 20일

지은이 | 이종구(JongKoo Lee)
펴낸이 | 최점옥(JeomOg Choi)
펴낸곳 | 중앙생활사(Joongang Life Publishing Co.)

대   표 | 김용주
책임편집 | 김미화
본문디자인 | 박근영

출력 | 케이피알 종이 | 한솔PNS 인쇄 | 케이피알 제본 | 은정제책사

잘못된 책은 구입한 서점에서 교환해드립니다.
가격은 표지 뒷면에 있습니다.

ISBN 978-89-6141-288-9(03510)

등록 | 1999년 1월 16일 제2-2730호
주소 | ⑦ 04590 서울시 중구 다산로20길 5(신당4동 340-128) 중앙빌딩
전화 | (02)2253-4463(代) 팩스 | (02)2253-7988
홈페이지 | www.japub.co.kr 블로그 | http://blog.naver.com/japub
네이버 스마트스토어 | https://smartstore.naver.com/jaub 이메일 | japub@naver.com
♣ 중앙생활사는 중앙경제평론사·중앙에듀북스와 자매회사입니다.

도서
주문 **www.japub**.co.kr
전화주문 : 02) 2253 - 4463

중앙생활사/중앙경제평론사/중앙에듀북스에서는 여러분의 소중한 원고를 기다리고 있습니다. 원고 투고는 이메일을
이용해주세요. 최선을 다해 독자들에게 사랑받는 양서로 만들어드리겠습니다. 이메일 | japub@naver.com